W0077496

Zwei Bauern im Fitness-Studio und andere Kurzgeschichten

Berenkamp

Sepp Kahn

Zwei Bauern im Fitness-Studio

und andere
Kurzgeschichten

Berenkamp

Berenkamp

Alle Rechte vorbehalten
© 2017
Berenkamp Buch- und Kunstverlag
Wattens–Wien
www.berenkamp-verlag.at
ISBN 978-3-85093-374-2

Gedruckt mit freundlicher Unterstützung
des Amtes der Tiroler Landesregierung, Abteilung Kultur

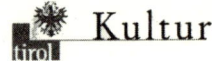 Kultur

Bibliographische Information der Deutschen Bibliothek

Die Deutsche Bibliothek verzeichnet diese Publikation in
der Deutschen Nationalbibliographie; detaillierte bibliographische
Daten sind im Internet über http://dnb.ddb.de abrufbar.

Inhaltsverzeichnis

5

Zwei Bauern im Fitness-Studio

Winter

„Herrgott, na! Hans! Jetzt haben wir mit drei den Rechten verspielt. Schläfst du – oder was?" Jetzt ist er fast etwas zu laut geworden, der Peter. Er ist der Spielpartner vom Hans, dem immer Gutmütigen und Hilfsbereiten. Beide spielen wie wir gern Karten, aber verlieren tut der Peter nicht gern. Da kann er schon laut und grantig werden – aber so angriffslustig wie jetzt hab' ich ihn noch nie erlebt. Trotzdem kann ich ihn verstehen. Es war ja wirklich offensichtlich, was Trumpf ist und Schlag. Hans grummelt leise vor sich hin, schweigt aber schuldbewusst, und Walter, mein Spielpartner, schmunzelt.

Wir sind beim Ladinern. So heißt unser Kartenspiel. Knapp nach neun haben wir angefangen – und knapp vor zwölf werden wir es wieder lassen. Wir sitzen im Café vom Dorfladen. Der Laden ist das kleine örtliche Lebensmittelgeschäft, das durch eine Glastür vom Café getrennt ist. Im Café trinkt man Kaffee – Espresso, Cappuccino und etliche andere; manche wollen ihn schwarz und ohne Zucker, und die ganz Modernen gar koffeinfrei. So einen hab' ich auch einmal probiert – drei Tage lang war mir schlecht, dass die Meine schon befürchtet hat, man hätte mich vergiftet.

Die alte Pfarrköchin sitzt auch manchmal im Café und sinniert bei einem Weißbier oder zwei drüber nach, wie schön es war, als der Pfarrer noch im Widum gewohnt hat und noch nicht kurz vor Messbeginn mit dem dicken Audi vorgefahren und nach dem Segen gleich wieder verschwunden ist. Zu den Getränken kriegst du auch Süßes, Salziges oder gar nichts. Je nachdem, was man halt will. Und neben dem Trinken und Knabbern wird geredet, diskutiert, sinniert, philosophiert, politisiert – oder eben Karten gespielt. Wir sitzen ganz hinten

9

an einem Ecktisch. Dort stören wir niemanden und werden auch von niemandem gestört, haben trotzdem einen guten Überblick und werden dazu noch bestens versorgt.

Das Kartenspiel ist die beste Unterhaltung in der kalten Jahreszeit. Im Frühjahr und im Herbst spielen wir auch nach den Sonntagsmessen. Der Pfarrer hat uns schon ein paarmal ausrichten lassen, dass ihm unser Treiben – noch dazu in aller Öffentlichkeit – nicht gefalle, weil das Kartenspiel das Gebetbuch des Teufels wär'. Im Sommer haben wir Bauern aber ohnehin genug anderes zu tun.

Zwei „Nocken" haben Walter und ich stehen, das heißt, dass wir schon tüchtig verloren haben und Hans und Peter zwei Euro schuldig sind. Das kann und wird sich aber schnell ändern.

⊱⟶⟶⊰

Heute ist Sus da. Drei oder vier Frauen wechseln einander ab im Bedienen der Gäste. Gelegentlich verkauft und bedient auch Hugo, der Chef höchstpersönlich. Uns sind die Frauen aber lieber. Hugo ist höflich, wenn der Umsatz stimmt – wenn nicht, kann er komisch werden.

Ja, Sus! Wahrscheinlich heißt sie Susi oder Susanne; so wird es in den Urkunden stehen. Alle sagen aber Sus zu ihr. Und sie akzeptiert das auch. Susi würde gar nicht passen. Das klingt weich, lieblich, fast gütig. Sus hingegen ist nicht lieblich, gar nicht weich – und gütig noch viel weniger. Als sich der Pfarrer nach dem Gottesdienst noch nicht gleich mit dem Audi zur nächsten Sonntagsmesse fahren hat lassen, hat er sich gern auf ein weiteres Glas Wein ins Café gesetzt. Dabei hat er mir einmal im Vertrauen geraten, Sus nicht allzu überschwänglich zu loben. Derartiges falle in einem kleinen Dorf auf und könnte falsch verstanden werden. Sus ist eine resche und fesche, allerdings auch leicht dominante Frau.

10

Sie kommt soeben an unseren Tisch. „Haben die Herren noch alles?", fragt sie im Vorbeigehen. Manchmal verkehrt sie ganz nobel mit uns – was ihr allerdings nicht immer gelingt, gelegentlich klingt es ganz schön derb. Aber heute sind wir „Herren" – das ist nobel und durchaus zutreffend.

„Bring mir noch einen G'spritzten, Sus." Walter will das Gleiche. Hans und Peter brauchen noch ein Bier. Jeder!

In der Mitte des Cafés sitzen René, Zdravko und Melchior. Die drei Dorfphilosophen sitzen jeden Tag am selben Tisch, trinken ein Seidel oder zwei, diskutieren über Gott und die Welt und gehen dann zufrieden heimzu.

Jetzt kommen zwei Frauen herein, eine Blondine und eine Schwarzhaarige; sie setzen sich an den Fenstertisch.

„Sus" – sie bringt gerade unsere Getränke –, „wer sind denn diese zwei Frauen?" Peter.

„Welche?"

„Die, die gerade gekommen sind. Dort vorn sitzen sie."

„Ah, das ist dem Karl seine Neue."

„Und die daneben?"

„Das ist die Schwester von der Neuen."

„So, so, das ist also dem Karl seine Neue …", grinst Peter.

„Ein wilder Hund ist er ja, der Karli", meint Hans, „aber ob ihm die nicht zu stark wird?"

Auch uns plagt die gleiche Sorge.

„Es ist aber nicht die, die ihr meint; die Kleine ist es." Sus ist wieder in unsere Nähe gekommen.

„Die Kleinere …", staunen wir.

„Ihr habt die Mollige gemeint, ich kenn' euch ja."

Wir haben tatsächlich auf die Vollbusige getippt. Verstohlen schauen wir zur Kleineren. Zierlicher gebaut ist sie, aber eigentlich ist alles dran – was man im Sitzen halt so sieht. Ein freundliches Gesicht hat sie.

„Und ihre Schwester läuft wahrscheinlich noch ganz frei herum", sinniert Hans.

11

„Verdammt!", flucht Peter – und spricht auch mir aus der Seele. „Sind wir jetzt beim Kartenspielen oder beim Weiberschauen? Wir müssen uns konzentrieren!"

Ich gebe ihm recht.

❧

Draußen ist ein wunderbarer Wintertag. Eben erreicht die Sonne das Café. Und wenn sie einmal da ist, die Sonne, scheint sie gewöhnlich den ganzen Tag – außer bei Schlechtwetter.

Ich bitte René, so lieb zu sein und den Vorhang ein bisschen vorzuziehen. Obwohl er neben dem Fenster sitzt, rührt er sich nicht. Er hat mich nämlich durchschaut, denn: Im Café gibt es gar keine Vorhänge. Man käme aber auch gar nicht nach mit dem Vorhängezuziehen – bei so viel Glas. Da gibt es eine modernere Lösung.

„Blendet euch die Sonne?"

„Ein bisschen schon."

„Ja dann …" Sofort wird es dunkler.

„Nicht so dunkel!" Schon wird es wieder heller.

„Ja, so passt es."

Sus hat unser Anliegen bemerkt, an einem Knöpfchen gedreht, und die Lamellen haben sich automatisch verstellt.

Ich spüre, dass ich das Spielen unterbrechen und etwas Dringendes zu erledigen habe. Auch die anderen drei kommen nach.

„Die Spielkarten …", fällt mir ein.

„… hab' ich im Sack", sagt Walter trocken.

Dann ist es ja gut, schießt es mir durch den Kopf. Melchior, wir glauben jedenfalls, dass er es gewesen ist, hat uns einmal den „Welli" versteckt. Wie der da drüber lachen hat können! Gelegentlich spricht er uns heute noch darauf an.

Als wir wieder heraufkommen, ist das Café voll. Unser Tisch ist aber noch frei.

12

„Ich hab' ihn euch frei gehalten", sagt Sus. „Dafür steht ihr jetzt in meiner Schuld." Sie lächelt ganz anzüglich, als ob sie sich ausdenken würde, was wir für sie tun müssten. Aber für Sus würde jeder alles tun!

Das Spiel hat sich gewendet – oder sind Walter und ich nur besser geworden? Jedenfalls haben wir unsren Gegnern drei Nocken hintereinander verpasst. Und dabei fällt mir auf, dass sich Peter heute auffallend still verhält. „Was ist mit dir, Peter? Du sagst ja gar nichts?"

Er macht einen tiefen Schnaufer. „Heut' Nacht hat es sich gewehrt im Stall, eine Kuh hat gekalbt, es ist sehr schwer gegangen. Das Kalb ist hin, und für die Kuh habe ich in der Früh den Tierarzt gebraucht."

Alle verstehen wir seine Gemütslage, weil jedem schon Ähnliches passiert ist. Das ist Berufsrisiko bei Bauern. In anderen Berufen ist das nicht anders: Ein Maurer stürzt vom Gerüst, ein Busfahrer fährt bei Gelb über die Kreuzung, ein Pfarrer fällt bei der Predigt von der Kanzel – da gibt es viele Beispiele – manche zum Lachen, die meisten zum Heulen.

Ein bisschen laut unterhalten sich die Leute am Tisch nebenan. Wir ignorieren sie. Nicht weil es Sprücheklopfer aus Bayern sind, sondern weil wir langsam ans Aufhören denken müssen. Bevor wir heimfahren, muss ich im Geschäft noch ein Kilo Zucker und zwanzig Deka Extrawurst kaufen. Die anderen drei werden von ihren Frauen auf ähnliche Weise ausgenutzt. Die maulen zwar gelegentlich, wenn wir ins Café gehen, doch das von ihnen Vergessene dürfen wir dann schon heimschleppen. Es ist schon eine komische Welt, in der wir leben.

Langsam leert sich der Raum. Durch die Riesenfenster sehen wir in einen herrlichen Wintertag. Zwei Langläufer hecheln durch die Gegend. Toni kommt herein: „Na, die Kartenspieler … Bei diesem schönen Wetter sitzt ihr da herinnen, wo es draußen bestimmt angenehmer ist?"

13

„Warum nicht? Draußen ist es kalt und rutschig."

„Das stimmt auch wieder," sagt er. „Dem Jakob die Seine hat sich gestern auf der Salve droben den Fuß gebrochen."

„Ja, eben", mische ich mich ein, „das sind die Schattenseiten des Winters. Da leben wir da herinnen schon angenehmer."

Toni ist wohl unserer Meinung, warum wäre er sonst hier? Auf einem Barhocker sitzt er nun. „Ist niemand da?", fragt er.

„Doch, Sus ist da, sie wird draußen zu tun haben." Man kann vorn durchs Geschäft hereingehen, es gibt aber auch einen direkten Eingang ins Café – von der Ostseite her. Da kommt Sus schon herein.

„Einen Radler möchte ich, Sus! Schon seit einer Viertelstunde!" Das hätte Toni besser nicht gesagt!

„Wenn du schon so lange da bist, lieber Toni, dann kannst du auch gleich wieder gehen." Sagt's, und schon ist sie wieder draußen.

Toni schaut verdutzt, bleibt aber sitzen. Wir schmunzeln wortlos. „Es wird etwas passieren", meint Toni mehr zu sich selbst. „Etwas Arges."

„Hast du schlecht geschlafen, Toni?"

„Nein", sagt er. „Aber der Trump …"

„Was ist mit dem neuen Präsidenten?"

„Er wird uns alle …", mehr sagt er nicht. Toni ist manchmal ein bisschen komisch, hat oft ganz eigene Ansichten, besonders wenn's politisch wird.

„Lass ihn einmal regieren, nach einem Jahr kannst du dein Urteil abgeben." Peter.

„Bauernschädel", seufzt Toni. Sus kommt herein und stellt Toni wortlos einen Radler hin.

༺༻

Elf Uhr. Ein „Radl" wird sich noch ausgehen – das sind sechs Spiele: offen Watten, offen Watten mit den Kritischen,

14

Ladinern, Ladinern mit den Kritischen, Ladinern mit dem Guten und Ladinern mit den Kritischen und dem Guten. Man muss dabei schon sehr viel denken und kombinieren. Aber das ist gut fürs Hirn, besonders für ein älteres. Alt sind wir zwar alle vier noch nicht. Aber ein bisschen älter als früher halt doch. Ein paar von unseren Schulkollegen sind schon gar nicht mehr unter uns.

Sus ist wieder da, verräumt die leeren Gläser, wischt die Tische sauber und dreht uns dabei ihr Hinterteil zu – manchmal ist es sehr schwer, sich aufs Kartenspielen zu konzentrieren. Da stellt Hans eine Frage. „Sus," sagt er, „was hat dir das Christkind heuer gebracht? Ist's überhaupt gekommen?"

Sus baut sich vor uns auf. „Ja", sagt sie. „Es ist gekommen, und es hat mir auch etwas gebracht."

„Was denn?"

„Eine Rennrodel und etwas Schönes für darunter." Dann langt sie mit Daumen und Zeigefinger seitlich hinter den Bund ihrer Hose und zieht ein rosarotes Bändchen nach oben. Zwei Sekunden nur. Aber wir beginnen zu begreifen. Alle vier müssen wir schlucken. Sus hat zu tun und ist schon wieder weg. Die Sus, die … die trägt einen … Stringtanga! Auch wir haben Fernsehen mit vielen Kanälen. Nur ganz zögerlich kommt unser Spiel wieder in Fahrt.

„So ein Luder", meint Peter.

„Hans hat sie ja herausgefordert mit seiner Frage", gibt Walter zu bedenken. Plötzlich langweilt uns das Kartenspiel, und wir beschließen, es für heute früher sein zu lassen.

„Ich habe auch etwas bekommen zu Weihnachten", verkündet Walter.

„Was denn?"

„Etwas Außerirdisches, das würdet ihr nie erraten!"

„Dann sag es uns!"

„Es ist nichts Heißes wie bei Sus…, aber ….", Walter macht eine seiner berühmten Kunstpausen. Das tut er immer, weil

15

er meint, das fördert die Spannung. Dann sagt er: „Einen Gutschein hab' ich bekommen, einen Gutschein für ein Fitness-Studio."

Jetzt spinnt er ganz, der Walter. Er hat schon öfters ausgefallene Sachen gemacht und Unsinn dahergeschwafelt, aber so weit ist er noch nie gegangen. Ein Bauer in einem Fitness-Studio! Da lachen ja die Hühner im ganzen Dorf!

Wir drei lächeln mitleidig.

„Sus, wir täten zahlen", rufe ich. Die Komödie muss ein Ende haben.

„Komme gleich", sagt sie.

❧

Das ist heute ein Tag. Walter dreht durch, und Sus hat drunter fast nichts an – nur einen Stringtanga! Zwischen acht und neun Euro macht die Zeche bei jedem fast immer aus. Alle richten wir einen Zehner her. Manchmal lässt sich Peter einen Euro herausgeben, heute kommt keiner auf diese Idee. Wir wagen nicht einmal, Sus direkt anzuschauen. Warum hat sie das getan?

„Lasst euch wieder einmal anschauen", sagt sie, „und tut euch nicht verausgaben daheim."

„Nächsten Dienstag kommen wir wieder."

Wie hat sie das gemeint? Tut euch nicht verausgaben?

„Du, ich muss dich noch was fragen", hält mich Walter vor dem Café zurück.

„Was ist?"

„Ich hab' euch ja von meinem Gutschein erzählt …"

„Ja, tut mir leid für dich."

„Ein Fitness-Studio ist sicher etwas Interessantes, aber …, aber allein geh' ich dort sicher nicht hin."

„Dann such dir halt noch einen …" [„… einen Gestörten", hätte ich beinah gesagt.]

16

„Das tu' ich ja!" Und dabei schaut er mich so treuherzig an, dass bei mir der Groschen fällt.

„Nein, Walter, ich geh' sicher nicht mit!" [„Ich mach' mich doch nicht lächerlich", hätt' ich fast auch noch gesagt.]

Walters Miene schaltet auf traurig.

„Wenn du gesagt hättest, gehen wir zwei auf den Himalaya – da hätte ich noch überlegt. Aber in ein Fitness-Center, nein, da brauch' ich keine Sekunde zu überlegen!"

„Ich hab' ja nur gemeint."

Walter und ich – wir verstehen uns wirklich gut, machen im Sommer und Winter Bergtouren – im Winter mit den Schiern. Aber das, was er heute verlangt von mir, das geht eindeutig zu weit.

„Wem ist denn das überhaupt eingefallen?"

„Die Kinder haben ihn bezahlt, wahrscheinlich hat auch Apollonia etwas dazu getan."

„Ja, der würde es auch nicht schaden, ein wenig Gymnastik – oder was sie da alles so machen."

Walters Bauch hat in den letzten Jahren stark zugelegt. Aber bei mir? Kein Bauch – kein Trainingsbedarf! „Nein, Walter, lassen wir das, ich muss jetzt heim."

„Ich auch", murmelt er. „Aber überleg es dir noch einmal."

„Ja", sage ich, damit er zufrieden ist. „Also bis Dienstag, Walter."

„Bis Dienstag", sagt auch er, ohne sich umzudrehen. Walter geht zu Fuß heim, er hat nicht weit. Als ich schon im Auto sitze, überkommt mich das vage Gefühl, etwas vergessen zu haben – aber was? Da es mir nicht einfällt, starte ich das Auto. So ein schöner Wintertag. Die Sonne und der Schnee blenden mich fast ein wenig. Eine Sonnenbrille würde da helfen. Im Handschuhfach finde ich keine. Aber das habe ich schon vor dem Suchen gewusst.

Walter

Walter ist ein Idiot – lässt sich zu Weihnachten etwas schenken, was er nicht haben will. Das sagt er jedenfalls. Stimmt das überhaupt? Irgendwas muss er doch gewusst haben. Ganz dagegen wird er nicht gewesen sein, zumal ein solches Geschenk sicher nicht billig ist. Warum will ihn seine Familie in ein Fitness-Studio stecken? Nun, Bewegung wird ihm ganz gewiss nicht schaden. Immer öfter hat er im letzten Jahr abgewunken, wenn ich vorgeschlagen habe, dies oder das zu unternehmen. Er hat auch stramm zugenommen, der Gute, und ist bequemer geworden. Wollen ihm die Seinen da einen Strich durch die Rechnung machen? Ist das womöglich gar kein Geschenk, sondern eine raffiniert getarnte Strafe? Vielleicht hat Apollonia – wir sagen sonst Loni zu ihr – gemerkt, dass Walter nachlässt – vielleicht in jeder Beziehung. Und dann wird sie hin und her überlegt haben und zuletzt zum Schluss gekommen sein, dass eine Investition von ein paar hundert Euro gerechtfertigt wäre. Ich traue Loni derartiges zu.

Walter und Apollonia. Vierzig Jahre sind die beiden sicher schon verheiratet. Apollonia stammt aus Osttirol – oder aus Oberösterreich? Ich bin mir da nicht mehr sicher. Aber eher aus Osttirol, glaube ich. Walter hat damals in einer Tanzmusikgruppe gespielt – Trompete. „Die drei Rotzlöffel" haben sie sich genannt. Viele Auftritte haben sie gehabt, nicht nur in unserem Bezirk. Bis nach Jenbach und Schwaz sind sie gekommen und in die andere Richtung bis Lofer und Saalfelden. Hauptsächlich auf Schafbällen haben sie gespielt. Walter

18

ist heute noch Ehrenobmann des Schafzuchtvereins „Östliches Unterland". Damals war Walter ein auffallend schöner Mann – ein bisschen Schönheit schimmert, wenn das Licht günstig ist, heute noch durch. Mädchen und Frauen sind auf ihn geflogen; meistens ist er erst in der Früh heimgekommen – mit der Folge, dass er sofort in den Stall hat müssen. Getrunken hat er auch nicht ungern. Diese drei Komponenten – Nachtarbeit, Tagarbeit und viel Alkohol – hält der stärkste Mann nicht aus. Jedenfalls nicht auf Dauer. Dieses liederliche Leben hat sich dann auch finanziell niedergeschlagen. Zumal Walter schließlich auch Alimente zahlen hat müssen. Und dann hat ihn Apollonia gerettet.

Plötzlich ist sie dagewesen, die Loni, und niemand hat zuerst geglaubt, dass sich Walter deshalb ändern würde. Alle haben sich getäuscht. Er hat das Musizieren sein lassen, die Tanzmusik hat sich aufgelöst, und für Walter hat's keine anderen Frauen mehr gegeben. In kürzester Zeit hat ihm Apollonia auch die Besäufnisse abgewöhnt. Dann sind die Kinder gekommen – insgesamt sechs sind es zuletzt geworden. Manch andere Frau – es hat bei uns ja mehr solche Problemfälle gegeben – wird sich gefragt haben, wie Apollonia so etwas zuwege gebracht hat. Schon deshalb, weil Walter nie den Eindruck gemacht hat, dass ihm etwas abgehen würde.

❧

Herrgott, na, wie spät ist es denn? Halb zwölf zeigt der Wecker. Zwei Stunden liege ich schon im Bett und kann nicht einschlafen. Zu viel ist heut' gescheh'n. Zuerst hat uns Sus geschockt. Das muss jeden Mann nachdenklich machen. Warum tut eine Frau so etwas? Und dann noch Walter mit seinem Gutschein. Aber ich werde nicht nachgeben, nicht zusagen. Ein Bauer im Fitness-Studio! Wozu denn bitte das? Der Bauer steht jeden Tag im Fitness-Studio – im Stall, auf den Feldern,

19

im Wald und weiß Gott wo noch. Ein Bauer im Fitness-Studio – das ist einfach abnormal! Da würden ja die Kühe und Rösser zu lachen anfangen. Ein Bauer hat auf seinem Hof Arbeit genug. Der braucht so etwas nicht. Für Beamte und andere Leute, die den ganzen Tag in der Gegend herumsitzen – ja, bei denen kann man so etwas eher verstehen. Aber bei arbeitenden Menschen? Obwohl die Sitzenden behaupten und vielleicht sogar glauben, etwas zu tun. Ja, vielleicht mit dem Kopf, Kopfarbeit soll ja auch anstrengend sein …

Die Meine würd' mich vermutlich auch auslachen, wenn ich … Aber ich geh' ja eh nicht mit. Das hab' ich mir selber versprochen!

Dass es Fitness-Studios gibt, habe ich schon oft gehört. Sogar in der Nachbargemeinde hat eines aufgemacht. Es nennt sich allerdings nicht Studio, sondern Fitness-Center. Da wird aber nicht viel Unterschied sein. Bei Gasthaus und Wirtshaus ist das auch so. Manche behaupten allerdings, dass es schon Unterschiede gibt, im Wirtshaus ist der Chef die Hauptperson, im Gasthaus der Gast. Da sieht man wieder einmal, wie schnell Vergleiche hinken können. Das übers Wirts- und Gasthaus Gesagte lässt sich nicht so mir nix, dir nix auf die Fitness-Einrichtungen übertragen. Die werden zwar auch einen Chef haben, der drauf schaut, dass sich die Leute in seinem Betrieb wohlfühlen – und er sich auch, wenn er nach Dienstschluss den Gewinn zählt. In Städten existieren vermutlich mehrere Fitnesstempel, in denen man sich selber in Form bringen kann. Wahrscheinlich ist das wieder etwas, was wir aus den Vereinigten Staaten von Nordamerika übernommen haben. Viel Nützliches ist von dort bisher aber nicht nach Europa gekommen – außer den Jeans vielleicht – und seit Neuestem das Trumpolin.

20

Von mir aus können die Leute ja gehen, wohin sie wollen. Sollen sie sich abplagen, schwitzen und zuletzt noch bezahlen dafür. Sie könnten Schlimmeres anstellen.

Aber warum hat Walter ausgerechnet mich gefragt? Er hätte genauso gut Klaus oder Peter oder Sus fragen können. Aber nein, hat er nicht: Mich hat er ausgewählt!

Beim nächsten Treffen wird er mich wieder fragen und in eine fatale Situation bringen: Opfer eines misslungenen Weihnachtsgeschenks sucht ebensolches (Opfer). Und wenn ich einfach nicht hingeh' am Dienstag? Nein, das bin nicht ich, das wäre feig. Außerdem geh' ich nicht wegen Walter ins Café, ich will ja Karten spielen.

Wie läuft so ein Besuch im Fitness-Studio eigentlich ab? Darf da jeder hinein oder nur solche, die es wirklich nötig haben? Gibt es Bekleidungsvorschriften oder kann man kommen, wie man will? In Jeans womöglich?

Und wie oft geht man hin, wenn man sich entschlossen hat, dorthin zu gehen? Zu welcher Tageszeit wird man als Gast empfangen und behandelt, zu welcher Tageszeit gilt man als lästig, und wann lassen sie einen überhaupt nicht hinein? Bin ich froh, dass ich mich damit nicht auseinandersetzen muss. Womöglich gibt es eine Hausordnung auch noch, die man strikt zu befolgen hat. Das tät' einen ja fast an daheim erinnern, wo ich ja auch überzeugt bin, dass immer nur das geschieht, was ich will. Oder täusche ich mich da womöglich manchmal?

Was auch noch wichtig und gar nicht besprochen ist: Was kostet das Ganze eigentlich?

Womöglich geht mein ganzes Geld drauf. Was strikt vermieden werden müsste, weil ich sonst ja den Status eines begehrten Kartenspielers verlieren könnte.

Fragen über Fragen also, alles unbeantwortete Fragen. Die müssen mich zum Glück aber nicht interessieren, weil ich ja nicht hingehe.

21

Es ist Mitternacht.

In der Früh werde ich wegen Walter büßen müssen. Weil mir die Arbeit im Stall schwerer fällt, wenn ich nicht ausgeschlafen bin. Zum Glück machen die Jungen den Großteil davon.

Etwas Witziges fällt mir jetzt auch noch ein. Wenn wir herumerzählen, Walter und ich machen einen landwirtschaftlichen Fortbildungskurs und müssten deshalb öfters in die Stadt … nein, Blödsinn! Walters Frau weiß ja davon, und die Meine auch – und wenn die beiden etwas wissen, …

Warum mache ich mir überhaupt solche Gedanken?

Bis nächsten Dienstag habe ich Zeit.

Jetzt wird geschlafen!

Punktum!

Dienstag

Das Wetter hat sich geändert. Die prächtige Winterlandschaft ist dem Regen zum Opfer gefallen. Es hat nicht stark geregnet, das aber einen Tag und eine Nacht lang. Das hat gereicht, und die Bäume sind wieder schwarz. Es braucht deshalb aber niemand zu jammern. Wir haben eine lange Phase richtig schönes, kaltes Winterwetter gehabt.

Einen starken Schnupfen habe ich mir eingefangen, und vor vier Tagen hat mir auch noch das rechte Ohr ordentlich wehgetan. Der Doktor hat mir ein Medikament verschrieben, und in der Apotheke hat die Schlange der Wartenden bis ins Freie hinaus gereicht. Die erhoffte und versprochene Wirkung der Medizin ist ausgeblieben. Erst als ich am Sonntag in einer Hütte hoch oben am Berg zwei Hochprozentige gekippt habe, hat die Genesung begonnen. Heute – Dienstag – ist das Ohr wieder „aufgegangen", das Rauschen verschwunden – ich höre auch wieder.

Seit neun sitzen wir beim Kartenspielen im Dorfcafé.

Schon wieder ist eine ganze Woche um. Wie die Zeit vergeht – nein, sie verfliegt! Und wir alle sind eine Woche älter geworden. Das bedeutet fast niemandem etwas, aber es ist schon irgendwie erschreckend. Jetzt, wo ich älter bin, fällt mir das immer mehr auf. Man schätzt es zu wenig, dass man sieben gute Tage verbracht hat – ja, ich weiß, das Jahr hat 52 oder 53 Wochen. Viele meinen, da fällt eine einzige nicht so sehr ins Gewicht. Fällt sie aber doch! Vielleicht wäre man später, wenn man nicht mehr gut beisammen ist, froh um eine solche gute Woche.

„He, Sepp, wo bist denn du?" Walter – er klingt etwas ungehalten.

„Was hast denn, Walter?"

„Du stehst heut' aber ganz schön daneben", beschwert er sich. Ich kann mich an keinen Fehler beim Karten erinnern, gebe aber zu, ein bisschen nachgedacht zu haben. „Was denn, was denn? Was gibt's beim Kartenspielen zum Nachdenken?"

Auch gut – erzähle ich ihnen eben nichts davon, dass ich über den Lauf der Zeit nachgedacht habe.

Getränke werden nachbestellt.

„Hugo, bring mir noch einen Almdudler!", lautet meine Bestellung.

„Du trinkst heute nur Almdudler", fragt Franz, „bist du krank?"

„Nein, bin ich nicht, aber ich muss noch Medizin einnehmen."

„Dann fehlt dir aber doch etwas", ätzt Peter.

„Nein, jetzt nicht mehr."

„Und, Hugo, einen Faschingskrapfen!"

Er hört es noch.

„Können wir jetzt endlich weiterspielen?" Peter.

Wir spielen weiter.

René, Zdravko und Melchior erscheinen auch wieder. „Aha, die Bauernrentner", grüßen sie. „Und, wer gewinnt heute?"

„Niemand", erklärt Peter. Ja, in dieser Woche habe ich ein paar Mal erst spät einschlafen können. Daran ist einzig und allein Walter schuld. Ob er heute dieses leidige Thema anschneiden wird? Ich von mir aus werde nicht anfangen damit, weil ich auch noch keine Lösung auf seine Frage habe. Ich nehme allerdings stark an, dass ich wahrscheinlich sowieso nein sagen werde.

Zwei Männer betreten das Café. Einen kennen wir, es ist der Obmannn des Bauaussschusses, den anderen kennt keiner von uns.

„Das ist ein Studierter," meint Hans.

„Woran erkennst du das?

„Das sieht doch jeder."

Vielleicht hat Hans nicht ganz unrecht, und es ist ein Gutachter, Experte in Bausachen oder einer in diese Richtung halt. Nobel gekleidet ist er jedenfalls. Bei Hugo bestellen sie Cappuccino und Nusshörnchen. Und der Obmann wird beides bezahlen – mit unserem Geld. Aber das ist überall so. Wenn auch der andere der Reichere ist. Womöglich haben sie eine harte Nuss zu knacken in einer Bausache.

Der Obmann sieht es uns an, dass wir über ihn und seinen Gast reden und rätseln. „Das ist", erklärt er uns, als er in Richtung Klo geht, „ein Staatssekretär aus Wien!"

Aus Wien? Ein Staatssekretär? Was tut so einer bei uns? Und was tut er sonst, wenn er in Wien ist? Und was tun die Wiener, wenn er die Stadt verlässt? Fehlt er ihnen, oder fällt es gar nicht auf, wenn er nicht in seinem Büro ist? Aber gewaltig, dass so eine wichtige Persönlichkeit in unserem Dorfcafé sitzt!

Wir unterbrechen das Kartenspiel für einen Moment und schielen in des Staatssekretärs Richtung. Gibt es überhaupt so etwas? Der Obmann schmunzelt, als er vom Klo heraufkommt und wieder an uns vorbeigeht. Schlagartig begreifen wir: Er hat uns einen dicken Bären aufgebunden!

Hugo bringt den beiden das Bestellte, danach kommt er zu uns. „Habt ihr alles?", fragt er. Ja, haben wir. Unschlüssig bleibt er stehen. Wir lassen ihn, wo er ist. Hugo ist Hugo und nicht Sus. Obwohl, Hugo ist ein schlauer Bursche, und tüchtig ist er auch. Er schmeißt den Laden gut.

∽∾

25

Hoffentlich fragt mich Walter heute nicht. Ich fürchte das Ende des Vormittags, das unausweichlich näher kommt. Ein Bauer im Fitness-Studio … das wäre … das ist … wie ein Forellenfischer in der Sahara! Genauso absurd, so unmöglich, so unpassend. Und das Geschrei, das Unverständnis der Bauernkammer würde kolossal sein. Sie würden uns ausgrenzen, nicht mehr reden mit uns, aber mit dem Finger auf uns zeigen. Ja, das würden sie tun. Vielleicht nicht alle gleichermaßen, aber tun würden es alle.

Würde uns das etwas ausmachen? Walter wahrscheinlich nicht, mir aber schon. Oder doch nicht? Wenn wir sagen, so etwas sei auch gut für die Gesundheit, für den Körper, könnte doch niemand etwas dagegen haben. Wenn wir wieder leichter hinunterlangen können beim Sockenanziehen? Oder beim Schuhebinden? Unbewusst suchen wir heutzutage eine Sitzgelegenheit für solche Tätigkeiten.

„Sepp!" Walter. Es geht los!

„Ja?"

„Wir haben wieder verspielt!"

„Haben wir? Ist das Spiel schon aus?"

„Er ist heute nicht ganz bei der Sache. Schon den ganzen Vormittag", stellt Peter trocken fest. Vier „Nocken" müssten wir derzeit bezahlen.

„Das letzte Spiel!", bestimmt Walter.

Den Ausgleich werden wir nicht mehr schaffen heute. Direkt arm werden wir dadurch aber auch nicht sein. Allerdings gibt es schon Beispiele, dass mancher Haus und Hof verspielt hat.

✲✲✲

Ein Faschingskrapfen ist etwas Gutes. Und die Hose lässt sich waschen, die Hände habe ich mir vorhin schon gereinigt, ein bisschen picken sie aber immer noch. Es ist eine nur von

26

wenigen beherrschte Kunst, in einen Faschingskrapfen zu beißen, ohne dass die Marmelade irgendwo ausbricht. Diese neumodischen Krapfen mit Vanille oder Schoko drin, mag ich nicht, da nehme ich lieber einen Marillenmarmeladefleck auf Hose oder Hemd in Kauf. Und dem Krapfen entfleuchen könnten die anderen Füllungen, die mir nicht schmecken, genauso. Heute muss ich im Laden nicht wie sonst einkaufen. Ich hoffe nicht, dass es deshalb nachmittags Kaffee ohne Zucker gibt und ich den Vorwurf zu hören kriege, ich hätte auch daran denken können!

Das letzte Spiel gewinnen Hans und Peter auch noch. Also bezahlen Walter und ich je fünf Euro. Auch Hugo wird noch finanziell zufriedengestellt, dann verlassen wir das Café.

❧

Hans und Peter verschwinden sofort, mich hält Walter zurück. „Und?", fragt er.

„Was und?"

„Hast du's dir überlegt?"

„Ja, hab' ich, lang und gründlich." Und das ist keine Lüge.

Er klopft mir auf die Schulter. „Danke", sagt er, „ich hab's ja gewusst, dass du mich nicht hängen lässt."

Das ist Walter! Er lässt dir nicht die geringste Chance, anders zu entscheiden.

„Du bist so ein Kasperl, Walter ..."

„Manchmal muss man auch den Kasperl spielen."

So, nun stehe ich da, die Entscheidung ist gefallen.

„Jetzt musst du mir aber einmal alles genau erklären."

„Weißt du was", sagt er, „das machen wir aber nicht jetzt und da. Du kommst morgen nachmittags zum Kaffee, dann besprechen wir alles in Ruhe."

Am vergangenen Dienstag bin ich zufriedener heimgefahren, wenn mich auch Sonne und Schnee geblendet haben.

27

Apollonia

Nasskalt ist das Wetter heute. Für richtigen Regen liegt unser Dorf aber fast zu hoch – und zum Schneien zu nieder. „Es tut Durcheinander", sagen wir dann. Doch mich stört das Wetter nicht. Zum Herfahren hab' ich das Auto genommen, Walter und Apollonia haben ein Haus mit Dach, und in der Stube ist es angenehm warm. Die beiden haben ein bisschen geschmunzelt, wie ich gekommen bin; auch mir war nicht zum Weinen.

„Sepp, du hast es hoffentlich nicht eilig, oder?", will Apollonia gleich wissen. „Trinken wir zuerst Kaffee?" Ich meine, dass ich schon im Stall noch mithelfen möchte, aber Loni beruhigt mich, dass ich das leicht hinkriegen werde.

Loni serviert einen Apfelkuchen. Woher weiß sie, dass mir diese Gattung am liebsten ist von allem Süßen?

Wir trinken dampfend heißen Kaffee, essen vom vorzüglichen Kuchen und reden Belangloses. Mich stört das nicht, sie werden schon anfangen damit, schließlich brauchen sie ja mich. Auch ich trage zur lockeren Atmosphäre bei und frage Loni, ob sie nun eine Osttirolerin oder womöglich gar eine Oberösterreicherin sei.

„Aus Ernsthofen", stellt sie fest.

Ja, und jetzt weiß ich es wieder. Der Ort liegt an der Grenze zwischen Ober- und Niederösterreich. Dort ist sie auf einem großen Bauernhof aufgewachsen. Vierhundert Schweine haben sie gehabt.

Loni ist erstaunt über mein Langzeitgedächtnis. „Heute hat mein Bruder die Schweine."

„Ja, aber andere." Wieder ein Beispiel für den trockenen Humor von Walter.

„Wie habt ihr euch überhaupt kennengelernt?"

28

„Im Spital", stellt Walter fest. Er habe sich damals den kleinen Nabelbruch richten lassen, und da sei Apollonia auf einmal dagestanden. Loni schmunzelt, es wird also stimmen so. „Sie war Krankenschwester", fügt Walter hinzu.

„Und da hat sie einmal zu weit hinunter gelangt –", sage ich.

Die beiden schauen einander an. Bin ich zu frech gewesen? „Ja, so ähnlich wird es gewesen sein", gibt Walter schließlich zu.

„Sepp", sagt Loni und schaut mich ernst an, „wir müssen uns entschuldigen bei dir."

Sie wird mir schon sagen, warum, denk' ich. Und wirklich: „Wegen … du weißt schon. Dass du mit Walter mitgehst. Das ist meine Idee gewesen."

Ich bin sprachlos. Loni hat das alles eingefädelt, aber wie hat sie wissen können, dass ich zusage?

„Iss noch ein Stück Kuchen, Sepp!" Schon steht ein Doppelstück auf meinem Teller. „Du magst schon auch noch eine Tasse, oder?" Loni wartet keine Sekunde auf meine Antwort und schenkt mir Kaffee nach.

„Eigentlich hab' ich genug", wehre ich mich, esse und trinke aber weiter.

„Meine Schwester, die Burgi", sagt sie, „lebt in Innsbruck, und ihre jüngere Tochter, die Meggy, arbeitet in einem großen Fitness-Studio als Trainerin …" Aha, daher weht der Wind! „In so einem Fitness-Studio tut man in erster Linie nicht etwas für Schönheit, sondern vor allem etwas für die Gesundheit", erklärt sie weiter. Und dann kriege ich noch zu hören, dass die Gesundheit das allerhöchste Gut des Menschen sei, weil nur ein gesunder Körper das Leben lebenswert mache. In der Gesellschaft hätten sich aber immer mehr Wohlstandskrankheiten eingeschlichen. Nahrungsmittel gebe es im Überfluss, und die würden unerwünschte Fettpölsterchen an noch unerwünschteren Stellen wachsen lassen.

Loni ist von ihrem Vortrag, den ihr sicher die Meggy einge-
trichert hat, selbst am meisten begeistert.

„Dem Walter würde so etwas richtig passen …", stellt sie
abschließend fest.

„Und mir würde es auch nicht schaden, hast du gedacht."

Erstaunt schaut sie mich an. „Ja", gibt sie zu.

Eigentlich sollte ich böse sein auf Apollonia. Warum bin ich
es aber nicht?

„Der Walter will nur noch Schuhe oder Stiefel mit Reißver-
schluss. Weißt du auch warum?"

Ich weiß es, sag' aber nichts.

„Weil er sich nur mehr sehr schwer so weit bücken kann."

„Das stimmt doch gar nicht," wehrt sich Walter. „Beim Sockenanziehen kommt mir aber schon manchmal vor, dass die
Arme kürzer werden", gibt er schließlich doch zu.

Ich bin leicht irritiert. Glaubt Loni etwa, mich überzeugt
zu haben, auch etwas gegen meinen gar nicht vorhandenen
Bauch tun zu sollen? In der Folge entspannt sich zwischen
uns ein sehr reges Gespräch.

„Ein paar Monate Fitness-Studio würden da gut passen."

„Wieso weißt du das?"

„Weil meine Schwester auch hingeht, und die sagt …"

„Die muss das sagen, weil ihre Tochter dort arbeitet." Walter.

„Nein, nein, viel Bewegung, ein gezieltes Training – das
hilft schon." Loni.

„Was würde dann ich für ein spezielles Training brauchen?", wage ich zu fragen.

„Das wird im Studio festgestellt. Dort wirst du zuerst
durchgecheckt."

„Was werde ich?"

„Durch …, zuerst werden deine Fitness-Werte ermittelt."

„Aha!" Walter trinkt seinen Kaffee fertig. „Dann ist das zuerst wie ein Besuch beim Doktor?"

„Nein, das nicht, aber dein Blutdruck und so weiter – das wird festgestellt."

Also doch eine Untersuchung.

„Tut dir sonst nichts weh?" Loni ist echt neugierig.

„Doch, die rechte Schulter manchmal."

„Eben, das wird dann alles besser." Bei Loni schlägt immer noch die Krankenschwester durch.

„Warum hast du deine Frau nicht mitgenommen?"

„Was, meine Frau?"

„Ja, heute zum Kaffee?" Jetzt ist Loni ganz Hausfrau.

„Ich hab' vergessen, ihm das zu sagen", entschuldigt sich Walter.

„Na, ihr Männer! Ein Schluck Kaffee geht noch – oder?" Diesmal wehre ich aber entschieden ab.

„Die Deine werd ich die nächsten Tage einmal einladen zum Kaffee, dann besprechen wir alles."

„Der neue Bundespräsident hat den Kanzler und den Vizekanzler auch separat zu einem Gespräch eingeladen", sage ich.

„Ja", meint Walter, „bei denen ist es aber nur um das neue Regierungsprogramm gegangen, bei uns geht es um etwas Entscheidendes."

„Hast du es deiner Frau überhaupt schon gesagt?", fragt Walter.

„Ja, sie weiß es."

„Und ...?"

„Halleluja hat sie nicht gerufen, sondern ihre Begeisterung leicht im Zaum halten können."

„Ich muss sie heute noch anrufen." Loni.

„Was kostet denn das Ganze?", wechsle ich das Thema.

„Ja, das ist so", erklärt Loni. „Wenn ihr ein ganzes Jahr ..."

„Ein ganzes Jahr geh' ich sicher nicht ins Studio", stelle ich fest. Es ist eine Eigenart vieler Frauen: Reichst du ihr die Hand, reißt sie dir den ganzen Arm aus.

31

Loni bleibt beharrlich. „Wenn ihr ein ganzes Jahr ins Studio geht, ist es vergleichsweise billiger. Ihr könnt aber natürlich auch einmal nur drei Monate…"

„Drei Monate lass' ich mir schon eher gefallen." Walter.

„Und was braucht man da zum Anziehen?", will ich wissen.

„Nicht viel", sagt sie, „eine kurze oder halblange Hose und ein Leibchen."

„Du kennst dich aber aus, Loni!"

„Die Meggy hat mir einmal alles gezeigt und erklärt."

Apollonia ist also schon einmal in einem Fitness-Studio gewesen! Das hätte ich ihr nicht zugetraut. Eine nicht mehr ganz junge, gestandene Bäuerin hat in ein Fitness-Studio geschaut. Auch die bäuerliche Welt hat sich sehr verändert!

„Die Meggy würde auch euch zweien alles zuerst einmal zeigen."

„Wo ist denn dieses Fitness-Studio überhaupt? Finden wir dort überhaupt hin?"

„Ihr fahrt auf der Autobahn nach Innsbruck und müsst Innsbruck-West abfahren."

„Du liebe Zeit, das ist ja am anderen Ende der Stadt. Walter, kennst du dich dort aus?"

„Nein", sagt er.

„Dann erübrigt sich alles andere von selbst, wenn wir nicht einmal hinfinden. Müssen wir denn überhaupt so weit fahren? Findet sich nicht in unserer Umgebung ein solches Studio?"

„Das schon, aber Meggy arbeitet halt in Innsbruck. Sie würde zuerst auch eure Trainerin sein."

„Brauchen wir das?"

„Ja, zuerst werdet ihr durchgecheckt, danach richtet sich das ganze Programm."

Ganz wohl ist mir nicht bei dieser Sache. Warum bloß hab' ich mich zu dem Unfug überreden lassen?

32

Apollonia spürt, dass ich unsicher werde. „Wenn du gar nicht willst, Sepp“, flötet sie, „zwingen wollen wir dich natürlich nicht.“

„Können wir ihn auch gar nicht.“ Walter.

„Nun, ich bin hergekommen, also werde ich auch mitmachen. Vielleicht ist für meine Schulter und das Kreuz wirklich etwas dabei, dann wäre das Ganze ja nicht umsonst.“

„Mensch, du! Das werd' ich dir nie vergessen!“, sagt Walter und haut mir anerkennend auf meine rechte Schulter – das ist die schlechte. Ich beiße die Zähne zusammen.

„Der Meggy sag' ich, sie soll auf einem Stadtplan die genaue Fahrtroute einzeichnen und mir dann mailen, dann findet ihr ganz leicht hin.“

Da bin ich mir nicht so sicher.

„Schlimmstenfalls fahre ich mit, und während ihr euch alles anschaut, geh' ich ein bisschen schauen.“ Loni meint sicher „shoppen“.

„Nein, nein“, sagt Walter, „wir finden schon hin.“ Dieses bisschen Schauen-Gehen in der Stadt kann ganz schön teuer werden!

„Vor einigen Jahren bin ich einmal auf Kur gewesen“, berichte ich den beiden, „da haben sie auch viele solche Geräte gehabt, auf einigen habe ich treten und strampeln müssen.“

„Ja, aber das ist gar nichts gegen ein großes Fitness-Studio,“ belehrt mich Loni.

„Richtig Stress hab ich an manchen Tagen gehabt, einen Termin nach dem anderen haben sie auf meinem Tagesplan eingetragen“, bekenne ich. „Und das ist drei Wochen so dahingegangen. Hättest du mein Buch ‚Ein Bauer auf Kur‘ gelesen, wüsstest du jetzt, wovon ich spreche!“

„Diesen Stress hast du im Fitness-Studio nicht. Da kannst du selbst bestimmen …“

„Hilft das dann aber?“

„Wie meinst du das?“

33

„Ja, wenn ich nur dann und wann hingehe."

„Wenn du schon bezahlen musst dafür, wirst du wohl auch hingehen und die Geräte, die gut für dich und deine Schulter sind, auch ausnützen."

Eine gewisse Logik steckt schon in Lonis Worten. Einen letzten Trumpf werfe ich noch ins Gefecht. „Die Kur bekomm' ich gratis, fürs Fitness-Studio muss ich bezahlen."

Walter schaut Loni an. „Er hat recht", sagt er.

Ein paar Sekunden haben wir Loni sprachlos gemacht – aber nicht besiegt. „Sepp", sagt sie, „es ist dein ganz eigener Entschluss, ob du mit Walter ins Studio gehst oder nicht. Es liegt ausschließlich an dir selbst, ob du aufgeschlossen für etwas Neues bist, das dir sicher guttun würde."

Gott, warum hast du die Frauen erschaffen? Alle drei denken wir still in uns hinein. Ich bin Loni nicht böse, aber komisch ist das schon, dass eine Frau, eine fremde Frau, im Vorhinein schon weiß, dass ein Mann so reagieren wird, wie sie es will. Was sind wir Männer doch für überhebliche Kreaturen. Wir meinen, unsere Familie, unseren Betrieb, unser Land, die ganze Welt zu lenken und zu bestimmen, weil wir angeblich wissen, was Sache und notwendig ist. Männer regieren die kleinen wie die großen Welten, sie stehen ganz vorn, klopfen große Sprüche und wissen, wie der Hase läuft. Welch ein Irrtum! Kein Mann oder nur die wenigsten merken das. Mir wird das auch soeben erst bewusst. Ich muss etwas unternehmen, Alarm schlagen. Womöglich glaubt mir aber niemand. Wenn die Welt in Schieflage gerät, die Frauen aber behaupten, alles befände sich im Lot?

Mir wird heiß.

Bin ich ein altmodischer Mensch – oder aufgeschlossen für Neues? Herrgott na, Loni ist richtig gemein.

Ich stehe auf, verabschiede mich und reiche beiden die Hand.

„Also, Walter, wir schaffen das!"

34

Loni wird sich um den Stadtplan kümmern, mit Meggy einen Termin vereinbaren, wann wir einmal „schauen fahren", und so weiter.

Ein leichtes Kribbeln verspüre ich beim Verlassen der beiden, andererseits hab' ich ein flaues Gefühl im Magen. Es wird sich herausstellen, welches Gefühl die Oberhand gewinnt.

„Bis Dienstag," verabschiede ich mich von Walter.

„Um neun im Café", sagt er.

Mein Kopf schwitzt, am Rücken fröstelt es mich. Hab' ich einen Blödsinn gemacht? Das Finanzielle ist es nicht, das verschmerze ich leicht … aber …

Ein Bauer – zwei Bauern – im Fitness-Studio, hat die Welt so etwas schon gesehen? Oder lebe ich hinter dem Mond, und es gibt solches schon? Vorsichtig lenke ich das Auto nach Hause. Ein bisschen Nebel herrscht heute.

Galgenfrist

Verdammt noch einmal, wo ist denn dieses blöde Loch? Eine halbe Stunde schon pickle und schaufle ich herum, aber es ist nicht zu finden. Soll ich weiter nach rechts – oder doch nach links? Ich gehe ein Stück zurück, schaue mir die Lage aus verschiedenen Perspektiven an, werde deshalb aber keinen Deut schlauer. Nach links werde ich mich halten, entschließe ich endlich; nach rechts müsste ich anfangen, den Misthaufen abzutragen. Und wenn ich dieses Loch nicht gleich finde – das schwöre ich mir –, lass' ich es für heut' gut sein. Morgen ist ja auch noch ein Tag.

Obwohl – diese Tage bis Mitwoch werden die letzten normalen für mich sein. Am nächsten Mittwoch fahren wir nach Innsbruck! Apollonia hat schon alles in die Wege geleitet. Um zehn werden wir von Meggy empfangen. Walter ist gestern „vorbeigekommen" und hat es mir gesagt.

„Scheiß-Loch, wo bist du?" Das hab' ich jetzt nur mich selbst gefragt. Unterhalb des Stalls ist es schattig, also alles noch gefroren. Ich muss aber wissen, wie voll die Jauchengrube ist! Und weil eben noch Eis und Schnee daraufliegen, muss ich dieses Loch suchen, durch das die Jauche mit einem Schlauch heraufgesaugt wird. Da – auf einmal hab' ich es. Mit dem Pickel hole ich die zwei kurzen Kanthölzer heraus und schaue hinunter. Wunderbar – die Grube ist fast noch einen Meter hinunter frei! Da hat die Jauche vom Stall noch leicht bis Ende März Platz. Eine Sorge weniger.

☙❧

Es ist Nachmittag geworden. Jetzt hacke ich Holz im Keller. Holz haben wir genug, aber das Kleine zum Anfeuern geht

36

bald zu Ende. Deshalb zerkleinere ich größere Scheite. Die Frau soll nicht frieren müssen, wenn Walter und ich uns in Innsbruck aufhalten.

In der vergangenen Nacht habe einen schrecklichen Traum gehabt. Walter und ich fuhren eine Stunde lang kreuz und quer durch Innsbruck und fanden trotzdem nicht aus der Stadt heraus! Zuletzt wurden wir verhaftet, weil Walter zwei Mal bei Rot über eine Kreuzung und drei Mal bei einer Einbahn in die falsche Richtung gefahren war.

In der Früh hat mich die Meine gefragt, warum ich gar so unruhig geschlafen habe? „Geträumt hab' ich halt" – Gott sei Dank, dass sie nicht wissen hat wollen, was mich nächtens so geplagt hat. Froh bin ich nicht, dass ich zugesagt habe, aber ich kann und will es auch nicht mehr ändern. „Es ist ja nur einige Male", sage ich zur mir selber.

Es ist Mitte Februar. Morgen nachmittag gehe ich Begräbnis. Hubert ist nicht mehr. Es wird ein großes Begräbnis werden, weil Hubert Mitglied in mehreren Vereinen war. Hugo darf sich freuen, wenn das Dorfcafé den ganzen Nachmittag voll ist. Auch im Dorfladen wird der Umsatz steigen. Wenn es richtig kalt wäre, würden die Leute nach der Beerdigung noch mehr ins Warme drängen, Petrus hat es aber wärmer werden lassen. Der Kirchenchor lässt es sich nach solchen Ereignissen im Café gutgehen und hat schon reserviert; aber auch andere Leute wollen einen Kaffee und etwas Gutes dazu. Wenn sie dann das Café wieder verlassen, einige erst gegen fünf, gehen die meisten durchs Geschäft und nehmen etwas mit, „weil wir schon da sind". An so einem Tag haben dann zwei Frauen Arbeit genug. Beerdigungen sind bei uns allerdings selten.

37

Heute Nacht habe ich abends vor dem Einschlafen gebetet, dass ich nicht träume – und prompt war es so.

Ich bin nach Wörgl unterwegs. Ich brauche ein Leibchen und eine halblange Hose. Vor dem Intersport stelle ich das Auto ab und gehe hinein. Nachdem ich mich orientiert habe, wo die Männerabteilung ist, gehe ich also nach rechts vorn und beginne zu schauen. Eine junge Verkäuferin erkennt meine Unsicherheit und bietet mir ihre Hilfe an.

„Ein Leibchen und eine halblange Hose – so zum Laufen", erkläre ich ihr. Sie findet etwas. Ganz das teure Leibchen und ganz das billige scheiden sofort aus. Ich nehme also das mittlere. Es ist von Adidas, eine bekannte Marke also. Der Preis ist gerade noch verkraftbar. Auch die enge, dünne Hose bis unters Knie, ganz in schlichtem Schwarz gehalten, gefällt mir. Das Leibchen ist zwar sehr auffallend grün, aber …

Knapp vor zwölf bin ich wieder daheim. Essen, danach noch duschen – und dann Begräbnis. Das Mittagsschläfchen muss heute entfallen.

∞

Ein Begräbnis kann auch etwas schönes sein. Für den Betreffenden nicht, der kriegt wahrscheinlich nichts mehr mit davon. Aber für andere …

Wenn jemand Junger sterben muss, ist das überhaupt nicht schön, tragisch ist so etwas, aber bei Hubert – im achtundachtzigsten Lebensjahr ist er gewesen. „Da ist die Hebamme nicht mehr schuld", sagt man dann.

Voraus marschiert die Musikkapelle und spielt den Trauermarsch. Dann folgen die „Heimkehrer", dahinter die Feuerwehr sowie die Vertreter des Fleckviehzuchtvereins und des Bienenzuchtvereins; alle tragen einen Kranz mit. Hinter den Vereinen gehen der Pfarrer und die Ministranten. Die Urenkel schieben den Wagen, auf dem der Sarg mit dem Verstorbenen steht, die Angehörigen schreiten schweigend dahinter her. Der Zug bewegt sich von der neuen Friedhofskapelle – sie ist zugleich Leichenhalle – Richtung Kirche. Viele Leute und ein paar Touristen säumen den Weg. Auch ich stehe da und falle in eine eigenartige Stimmung: Die Sonne scheint warm, und ein Vogel singt und zwitschert, dass es eine Freude ist. Der Tag ist schön, die Musik, die Sonne, die andächtigen Leute – doch letztlich beschwert der Tod diese Stunde.

Der Pfarrer wird dann sagen, dass der Verstorbene durch eine Tür in ein neues, anderes Leben getreten sei. Ich habe da meine Bedenken und doch ein wenig ein mulmiges Gefühl vor diesem Schritt. Hoffentlich ist es noch lange bis dahin. Nun gehen wir alle, die Platz haben, in die Kirche.

Der Winter, die Kälte hält sich in einer Kirche länger als im Freien. Weil man das aber weiß, hat man sich gut und dick angezogen.

❧

Um vier bin ich wieder daheim. Und gleich muss ich wieder an den kommenden Mittwoch denken, an unsere Fahrt nach Innsbruck. Ganze zwei Stunden habe ich es verdrängen und vergessen können. Aber vielleicht wird das Ganze doch nicht so arg, und das Leben geht normal weiter!

Walter habe ich beim Begräbnis gar nicht gesehen, obwohl er Nachbar des Verstorbenen ist. Er wird doch nicht krank sein? Obwohl – das wäre auch eine Lösung: Walter liegt am Mittwoch im Bett und schwitzt, und nichts ist's mit dem Ausflug nach Innsbruck, weil wir unter solchen Umständen nicht fahren können. Es wird sich noch herausstellen. Am Sonntag sind wir gewandert und gut nach Hause zurückgekehrt. Der gestrige Tag ist unauffällig vorübergegangen.

❧

39

Heute ist Dienstag, der letzte Tag vor diesem besonderen Mittwoch. Wir sitzen wie gewohnt im Dorfcafé beim Kartenspiel. Auch Sus ist heute da. Wunderbar! Anfangs hat sie viel zu tun, ein paar Partybrezen werden abgeholt und bezahlt, Hausfrauen haben sich mit Lebensmitteln eingedeckt, auch Melchior ist lästig!

„Ein Meteor wird einschlagen", versucht er den Anwesenden einzureden, „draußen beim Hundsegg."

„Ja, ja", sagt Sus und lacht. „Und wenn schon, dann ist's ein Meteorit."

„Nein, Sus, ein Meteor", behauptet er stur, „und der Batz wird einen Kilometer hoch aufspritzen."

„Dann, Melchior, musst du mir aber helfen beim Fensterputzen", spöttelt Sus.

Melchior schaut Sus ein paar Sekunden wortlos an und bestellt dann einen Schnaps. „Bring den Kartenspielern auch einen. Sie sollen sich noch einmal freuen können."

„So arg wird's doch nicht kommen, Melchior. Warum bist du überhaupt so überzeugt von deinem Meteor?"

„Weil ich es weiß!" Wir lassen ihm seinen Glauben. Melchior hat manchmal so Phasen.

Sus bringt die fünf Schnäpse.

„Sus, trink auch einen mit, ich lad' dich ein." Walter.

„Nein", lehnt sie ab, „ich bin im Dienst."

Also trinken halt wir ohne sie. „Prost, Melchior", wir heben das Stamperl und deuten in seine Richtung. „Und danke!" Wir wenden uns wieder unserem Spiel zu.

Walter ist da, also ist er nicht krank. Morgen wird es ernst werden.

Zwei durstige Handwerker betreten das Café, gleich darauf kommen ein paar Frauen aus der Nachbargemeinde herein. Jede stellt zwei Stöcke in die Ecke. Aha, zwei von diesen neumodischen Walkerinnen. Hans kennt sie. Sie begrüßen einander durch Handzeichen.

Spannend geht es heute zu beim Kartenspiel. Wir liegen gleichauf.

„Sus, bring mir bitte eine Leberkässemmel." Darauf habe ich plötzlich Lust.

„Mit Senf?"

„Ja, mit Senf!"

Auch die anderen drei haben plötzlich Hunger und bestellen das Gleiche.

„Sakra!", schimpft Hans. „Ihr habt halt immer die besseren Karten." Soeben haben er und Peter eine „Nock" hinaufgekriegt.

⟨❧⟩

Wir nehmen uns sogar Zeit zum Essen.

„Was tut ihr zwei jetzt mit dem Gutschein vom Walter?" Peter.

„Aufbrauchen", bestätigt Walter. „Aber du, Sepp, gehst nicht mit – oder?"

„Ja …, doch … auch ich werd' mir das einmal anschauen."

„Sagt einmal, spinnt ihr zwei total?"

„Nur ein bisschen", sage ich.

Sus hebt die Augenbrauen, sagt aber nichts. Sie wird das auch sonst zu niemandem sagen, so gut kennen wir sie. Aber Walter und mir wird sie zu gegebener Zeit die Leviten lesen. Peter und Hans jammern noch ein wenig über unser Vorhaben, danach spielen wir weiter. Um zehn vor zwölf machen wir Schluss und bezahlen unsere Zeche.

⟨❧⟩

Vor dem Café besprechen Walter und ich noch den Ablauf des morgigen Tages. Um halb neun fahren wir, um zehn müssen wir in Innsbruck sein. Walter fährt.

41

Er geht nach Hause, ich die paar Schritte zum Auto. Bevor ich in dieses einsteige, verweile ich noch ein paar Sekunden auf dem Dorfplatz.

≈≈≈

Schön ist es bei uns, richtig schön. Ein kleiner Platz – fast wie ein großer Kreisverkehr – liegt zwischen der Kirche, dem Gemeindehaus, einem alten Gasthof, einem großen Bauernhaus und – etwa 20 Meter entfernt – dem Schulhaus. Dazwischen ein grüner Fleck mit einem großen Stein darauf, aus dem oben Wasser hervorsprudelt. 30 Meter nach Osten geschaut, und man sieht den Dorfladen. Dieses Gebäude ist ein wenig auffällig, weil es kein Dach hat – nach unseren Begriffen zumindest. Es wird nach oben hin schon irgendwie zugemauert sein – es hat sich noch keiner beschwert, dass er im Café nass geworden wäre. Auch der Bewohner der Wohnung im ersten Stock verhält sich ruhig.

Sie sollten einmal über Itter fahren, wenn Sie von Wattens, Innsbruck, Bregenz oder gar aus Liechtenstein (die dort sollen Geld wie Heu haben) kommen und ins Brixental wollen. Sie werden staunen! Über Itter fahren, das sagt man so. Sie fahren da nicht über uns drüber, sondern durch Itter durch. Der Vollständigkeit halber muss ich auch sagen, dass man in dem altehrwürdigen Gasthof in der Mitte die Betriebsstrategie geändert hat. Dafür haben wir jetzt das Dorfcafé. Wenn es zu Mittag oder am Sonntag geschlossen ist, zahlt es sich aus zu warten.

Der Tourismusverband Itter hat auf dem Dorfplatz und an anderen Stellen einige Bänke aufgestellt, damit sich der durch Wandern im Bergland müd gewordene Gast sitzend erholen kann – bisweilen auch liegend (dann hat auf der Bank allerdings nur der Liegende Platz). Auch im öffentlichen WC, das im hinteren Teil des Gemeindehauses untergebracht ist,

42

kann man sitzen – gratis! Empfehlen würde ich auch die 100 Schritte bis zum Schlosseingang. Dann ist allerdings Schluss, weil sich das Schloss in Privatbesitz befindet. Wenn man Zeit hat, ist auch eine Wanderung auf dem Rosenweg anzuraten.

Ich könnte noch vieles preisen und loben, das wir haben, z. B. einen Blick in unsere schöne Kirche tun – auch das Tourismusbüro ist geöffnet. Ganz hinein kommt man aber nur, wenn Carmen da ist.

Jetzt bin ich fast ins Schwärmen geraten, ich schäme mich nicht dafür. Zufrieden steige ich ins Auto ein. Auch ein großes Hotel haben wir, und viele kleinere, schöne Häuser. Walter und seine Frau vermieten auch Zimmer. Wenn Sie eines buchen wollen, geb' ich Ihnen gern die Telefonnummer.

Mittwoch

Der März beginnt heuer an einem Mittwoch. Da muss man auf alles gefasst sein, haben sie früher gesagt.

Walter und ich sind schon unterwegs. Auf der Autobahn Richtung Innsbruck! Wir fahren ins Abenteuer Fitness-Sudio! Ja, heute ist es endlich so weit. Soeben haben wir Wörgl hinter uns gelassen.

„Die neue Vignette hast du ja?"

„Ja, hab' ich."

Das Radio ist eingeschaltet – eher laut als leise.

„Schalt die Kiste ab!"

„Wieso?"

„Der Lärm ist ja nicht auszuhalten!"

„Das ist Musik", behauptet er. Walter weiß (fast) immer alles besser.

Die Diskussion über die Zumutbarkeit der Lautstärke zieht sich bis knapp vor Kundl, dann findet Walter endgültig keine Argumente mehr und schaltet das Radio aus. Jetzt ist's richtig angenehm.

Es ist relativ dichter Verkehr auf beiden Fahrspuren. Wir sind auf der linken Spur, rechts kriechen die Sattelschlepper. Was heutzutage alles durch Europa gekarrt wird! Ich möchte gar nicht wissen, wie viel Unnötiges man in ganz Europa herumschickt: Altpapier, Meeresfrüchte, Salami, Zirbenschnaps, Olivenöl, Klopapier, Alt- und Kürbiskernöl, Bruchglas, Müll in jeder Form – und zuletzt Europakete von Griechenland an die Deutsche Bank.

Kurz vor Kramsach werden die Autos vor uns immer langsamer, dann kriechen wir – und die Fernlaster rauschen rechts an uns vorbei

„Weiter vorn wird etwas sein", vermutet Walter.

44

„Na bravo", sage ich nur.

Jetzt müssen die Laster wieder langsamer fahren. Die uns zuvor überholt haben, fallen wieder hinter uns zurück. Schließlich kommt der Verkehr auf beiden Spuren zum Stehen. Ich hätte mich gefreut, hätte ich bei dieser Gelegenheit einmal vorgeführt bekommen, was eine Rettungsgasse ist. Ich sehe aber keine, weil die Fernlaster den Mittelstreifen beanspruchen, um schneller ans Ziel zu kommen. Können sie auch ruhig machen, die Polizei steht bei Staus meistens am Beginn.

Endlich geht's wieder flotter weiter.

„Die Karte, wo Meggy alles eingezeichnet hat, hast du hoffentlich?"

„Ich glaub' schon. Aber die brauchen wir ohnehin erst ab der Abfahrt West in Innsbruck."

✎✐

Was dieser Mittwoch wohl alles bringen wird? Hoffentlich auch Angenehmes und Interessantes. Das Fitness-Studio ist jedenfalls echtes Neuland für uns Vollerwerbsbauern im Ruhestand.

Behäbig geht es dahin. Bis Innsbruck ist es noch weit, ich kann es mir leisten, müde zu werden, und dämmere bald in einen angenehmen Halbschlaf hinüber.

„Du musst halt aufpassen, Walter", ermahne ich ihn.

„Ja, ja", meint er, „schlaf nur!"

In der vergangenen Nacht habe ich schlecht geschlafen, und das mit Grund! Es ist ja wirklich etwas Außergewöhnliches, für Bauern beinah Exotisches, in das wir heute eintauchen werden. In ein Fitness-Studio gehen wir!

Was treiben sich dort für Leute herum? Dass auch Frauen dort sein werden, das wissen wir schon. Aber sind es Junge oder Ältere oder womöglich solche aus den obersten Al-

45

tersklassen (in die wir – gottlob! – noch nicht gehören)? Stadtleute werden es halt sein. Innsbruckerinnen und Innsbrucker! Was sind das für Menschen? Äußerlich werden sie uns vielleicht sogar ähnlich schauen, aber sonst? Was haben die für einen Charakter, wenn sie überhaupt einen haben? Ein wenig eingebildet werden sie sein, Großstadtmenschen eben. Eine Kuh werden viele kaum einmal gesehen, geschweige denn gemolken haben.

Walter wechselt immer wieder, wenn sich zwischen zwei Fernlastern ein größerer Abstand bildet, auf die rechte Fahrspur. Das registriere ich noch, dann fallen mir die Augen zu – aber nur fast, und das ist gut so!

❧

„Walter!"
Es reißt ihn ganz schön, und dabei verreißt er fast das Auto. Walter ist schon ein gutes Stück über die Mittellinie geraten, jetzt ist er wieder munter und reibt sich die Augen.
„Du hast mich ganz schön erschreckt", mault er.
„Soll besser ich fahren? Du bist ja faul wie Paul, der alte Gaul!"
„Nein", wehrt er sich, „ich fahr' lieber selber. Dann bin ich wenigstens selber schuld, wenn etwas passiert."

❧

Vor uns liegt Jenbach, ein wichtiger Verkehrsknoten im Unterland. Links geht es ins Zillertal hinein – aber dort wollen wir nicht hin; rechts geht's zum Achensee hinauf – aber dort wollen wir auch nicht hin.

Unzählige Autos düsen an uns vorbei. Kein Wunder, wir fahren ja – wie vorgeschrieben – den Lufthunderter. Deutsche, Holländer, Ungarn, Polen, Tschechen und zwischendrin

46

wieder ein Einheimischer rauschen an uns vorbei – weil die wissen, dass es die Polizei auf der Autobahn nur bei Staus gibt, und da steht sie meistens am Beginn.

Die Welt hat sich in wenigen Jahren stark verändert. Auf der Autobahn bemerkt man das, daheim auf dem Bauernhof kaum. Das ist gut so, und wir sind damit zufrieden.

Ich mache Walter darauf aufmerksam, dass wir in Innsbruck höllisch aufpassen müssen, damit wir den Parkplatz vom Fitness-Studio gleich finden.

„Es ist nicht mehr weit", knurrt er.

Eine vorausschauende Frau ist seine Apollonia schon. „Daheim würdet ihr ja auch jausnen am Vormittag", hat sie gemeint. „Noch ein bisshen verschnaufen, bevor ihr nach Innsbruck hineinfährt, schadet auch nicht." Sie hat recht gehabt. Wir bleiben auf dem Parkplatz kurz vor Hall stehen, steigen aus, strecken die müden Beine von uns und erfreuen uns an den gut belegten Wurstsemmeln.

Es ist neun Uhr. Wir liegen – wie man so sagt –, sehr gut in der Zeit, haben also keine Eile. Es bleibt uns noch eine ganze Stunde, um die Landeshauptstadt zu erreichen. Ich geh' noch aufs WC. Wären wir Raucher, hätten wir jetzt sicher auch noch eine geraucht.

Mit voller Konzentration geht es weiter.

„Innsbruck-West" – das ist das Allererste, was wir beachten müssen, hat uns Apollonia eingebläut. Den Plan für den weiteren Weg habe ich einsatzbereit auf den Oberschenkeln liegen. Die Besseren haben in ihren modernen Autos heutzutage ein „Navi" – wir Naturburschen brauchen so etwas sonst aber nicht.

Diese vielen Verkehrstafeln und Hinweisschilder sind ein Jammer! „Innsbruck-Ost" lesen wir nun, da müssen wir uns

47

noch nicht rechts einreihen, sondern können geradeaus weiterzuckeln. Zeitweise verlaufen nun drei, vier Fahrbahnen nebeneinander, schließlich geht es durch einen hell erleuchteten, nicht allzu langen Tunnel. Ab seinem Ende haben wir wieder Tageslicht. Das ist mir lieber.

Bei der Ausfahrt aus dem Tunnel stehen vier Großbuchstaben auf den Fahrbahnen: CH, D und I. Wer mit dem I was anzufangen weiß, wird in gerader Richtung weitergeschickt, CH- und D-Liebhaber werden auf die rechts abzweigenden Fahrbahnen verwiesen. Die Buchstaben ergeben bei anderer Reihung DICH. Ganz schön verwirrend. Aber wer sich ein bisschen anstrengt, kommt – zumindest mit der Zeit – sicher drauf, dass es sich dabei um Länderhinweise handelt. Wer nach Italien will, folgt dem I, D zeigt Richtung Deutschland und CH in Richtung Schweiz.

„Innsbruck-Mitte" verkündet eine große Tafel. Das ist immer noch nicht die Abfahrt, die wir laut Apollonia nehmen müssen: „Innsbruck-West".

❧❧

Hat Apollonia nicht gesagt, dass es durch einen Tunnel geht? Sonderbar! Wir fahren soeben durch den zweiten. Danach beginnt die Straße leicht zu steigen und biegt ein wenig nach links.

„Walter!"

„Scheiße, verdammte!", flucht er laut, „wir fahren auf den Brenner." Er geht vom Gas, hinter uns hupt einer hysterisch.

„Gib Gas, wir können hier nicht umdrehen. Bei der nächsten Abfahrt fahren wir dann von der Autobahn."

„Trottel sind wir", flüstert er resigniert.

Ich bin schon zufrieden, dass er „wir" gesagt hat.

Wie weit müssen wir nun in die falsche Richtung fahren? Walter hat scheinbar das Gleiche gedacht und murmelt „Ab-

48

fahrt Natters". Bevor wir dorthin kommen, macht uns ein Schild fast verrückt, denn darauf steht „Innsbruck-Süd". Irgendetwas ist da grässlich schiefgelaufen.

Damit allen alles etwas klarer wird. Wir fahren an der Abfahrt „Innsbruck-Süd" von der Brennerautobahn herunter und nach einer Rundumkurverei wieder hinauf – allerdings in der anderen Fahrtrichtung. Zügig geht es talwärts, dann Richtung Bregenz, und dann öffnet uns die Hinweistafel „Innsbruck-West" die Augen. Uns wird klar, dass wir wahrscheinlich aus fehlender Aufmerksamkeit einem Irrtum aufgesessen sind.

Innsbruck-Ost! Falsch!

Innsbruck-Mitte! Falsch!

Innsbruck-Süd! Falsch!

Innsbruck-West! Richtig!

Kurz darauf erreichen wir unser Ziel, stellen das Auto in der Tiefgarage ab, stapfen ein paar Stiegen nach oben und betreten das Fitness-Studio.

Körper & Geist 1

Meggy erwartet uns im Studio, wo wir „runderneuert" werden sollen. Das ganze Fitnessprogramm lasse sich in wenigen Worten beschreiben, belehrt sie uns sichtlich stolz: Zuerst ist da der Körper, also das, was wir ein Leben lang mit uns herumschleppen, die einen mehr, die anderen weniger. Und dann der Geist – wobei darunter keineswegs ein Studiogeist zu verstehen sei, sondern der „Verstand" – die noch Gescheiteren würden „Intellekt" sagen (das hab' ich mir direkt aufschreiben müssen). Im Studio würden demnach Körper und Geist gleichermaßen angesprochen. Dann wird es unter den vielen Räumen sicher auch eine Bibliothek geben, denke ich mir, in der man sich, auf dem Boden liegend, wissenschaftlichen Überlegungen hingeben kann.

Meggy macht uns mit einem sehr freundlichen und trotz sportlicher Kleidung sehr nobel wirkenden, etwa mittelalterlichen Herrn bekannt. Kuno werde uns durch das Studio führen, sie müsse anderes erledigen (wahrscheinlich Wichtigeres, als zwei in die Jahre gekommene Bauern aus dem Unterland durch das Fitness-Studio zu führen).

Die Führung beginnt. Wie in einem „Tempel mit dreiunddreißig Sälen" komme ich mir vor; immer wieder tut sich eine neue Tür, ein neuer Raum auf. Walter und ich kommen aus dem Staunen gar nicht heraus. Fast jeder Raum ist wie ein großer Saal, und überall stehen Geräte, die zur Ertüchtigung und Gesundung des Körpers beitragen (sollen). Überall arbeiten Leute im Schweiße ihres Angesichts daran, den Körper auf Trab zu halten oder zu bringen. Dabei ist es erst

50

knapp nach zehn Uhr vormittags. Müssten die nicht etwas arbeiten? Es sind da nämlich nicht nur ältere Herren wie wir zwei zu sehen, auch jüngeres Publikum mischt sich unter die freiwillig Schwitzenden.

„Ihr habt unser Fitness-Studio gleich gefunden?" Kuno.

„Ja, leicht", sagen Walter und ich gleichzeitig.

„Für das letzte Stück haben wir auch einen Plan gehabt", füge ich hinzu. Der hat uns tatsächlich geholfen. Wir sind keinen Meter zu viel gefahren – ab der Abfahrt Innsbruck-West.

&&&

Weiter geht der Rundgang durch Fitnessräume, Umkleidekabinen, Duschen und dergleichen. Sogar in die Sauna werfen wir einen wirklich nur kurzen Blick. Plötzlich steht drei Meter vor uns ein Splitternackter; er erschrickt gar nicht – wir schon. Weiter hinten sehen wir sogar zwei von der weiblichen Gattung! Das werden wir daheim gar nicht erzählen dürfen, sonst endet unser Abenteuer schon am ersten Tag. Aber ist seh' es Walter an, dass er gleich denkt wie ich: „Da werden wir sicher nie hineingehen!"

Wieder betreten wir einen riesigen Raum und staunen über die Gerätschaften. Zwei Frauen trainieren verbissen. Wie die ihren Körper schinden! Besonders die eine. Sie trägt eine lockere, lange Trainingshose und ein dünnes Leibchen. Jetzt lässt sie sich – ein Bein gespreizt nach hinten, das andere nach vorn gestreckt – langsam sinken, immer tiefer und tiefer … So etwas muss doch wehtun! Weiter drüben läuft eine Frau, kommt aber nicht vom Fleck. Auch ein Mann will noch besser werden und bearbeitet seine Armmuskulatur.

Bevor Kuno die nächste Tür öffnet, legt er den Zeigefinger an die Lippen. Wir getrauen uns kaum zu schnaufen. An die 15 junge Damen knien auf Matten und strecken ein Bein nach hinten; dann das andere – außerdem heben sie eine Hand in die Höhe, dann die nächste. Und das Beste: Alle schweigen! Ehrfürchtig schauen wir ein Weilchen zu, sind fasziniert von der Anmut der Bewegungen. Und nicht eine der Übenden fällt um. Wie in Trance vollführen sie die Bewegungen, genau wissend, welche als nächste kommt.

Lautlos schleichen wir wieder zur Tür hinaus. Kuno verrät uns, wie diese Art der Übungen heißt. Drei Augenblicke später weiß ich es aber schon nicht mehr – mit Ypsilon, glaube ich, fängt das Wort an.

✍✍

Auffallend ist: Überall herrscht eine ruhige, sanfte Stimmung. Wenn man einmal richtig hineingefunden hat und abschalten kann, wird man Gefallen finden an den Übungen und dann auch den gesundheitlichen Aspekt sehen. Kuno hebt diesen auch immer wieder hervor.

Eines hab' ich inzwischen schon mitbekommen: Mit dem Chip, den jeder bekommt, wird jedes Gerät aktiviert.

„Wann ist da am meisten los?", fragt Walter plötzlich.

„Am späten Nachmittag und abends."

„Aber jetzt sind auch schon Leute da."

Kuno schmunzelt. „Ja", bestätigt er.

Es ist schon komisch: Wir müssen die ganze Woche untertags arbeiten, und hier, in der Landeshauptstadt, vergnügen sie sich. Haben die schon alle ausgesorgt für den Rest ihres Lebens? Können sie es sich also leisten, nichts zu tun – oder tun sie nur so? Womöglich stecken sie bis über beide Ohren in Schulden? Die Frau Bürgermeisterin hat gesagt, zwölf, fünfzehn Millionen mehr, das macht nichts, die neue Gondelbahn wird gebaut! Überall im Land werden jedes Jahr neue Gondelbahnen gebaut. Im Winter nutzen sie die Schifahrer, im Sommer die Berg- und Wiesenwanderer. Sollten Wanderer aber nicht auf den Berg wandern? Der Großteil der Wanderer

52

fahren hinauf, essen dann oben gut, genießen die wunderbare Aussicht und fahren, wenn es Zeit ist, wieder ins Tal. Abends plagt sie dann ein Vollegefühl, Frust über den ungenützten Tag bricht herein, nicht selten muss so ein Abend ertränkt werden – oder man eilt noch schnell ins Fitness-Studio.

❦

„Sepp, komm! Was denkst du denn?"
Ich bin, ohne es zu merken, ein bisschen zurückgeblieben. „Ich habe nur ..." Plötzlich lichten sich die Nebel in meinem Kopf, ich sehe auf einmal ganz klar: Das ist alles so gewollt, so geplant! Die Stadt, die Gondelbahnbetreiber und die Fitness-Studios arbeiten zusammen, die stecken mit der Frau Bürgermeisterin unter einer Decke! Die Leute werden zuerst eingelullt, und wenn sie merken, dass Gewicht und Ausmaß überhandnehmen, laufen sie zuletzt ins Fitness-Studio. Das darf ich Kuno so aber nicht erklären.

„Was kommen da für Leute zu euch?", frage ich ihn. „Welche Berufe?"

„Ganz bunt gemischt. Der Mann von der Müllabfuhr genauso wie der Rechtsanwalt oder die Hausfrau bis zur Schuldirektorin."

„Aha", staunt Walter. „Alle wollen fit und gesund bleiben", fügt er hinzu. „Ein gesunder Körper macht nämlich zufrieden", weiß er auch noch.

Was ist denn mit Walter los? Was redet denn der daher? So hab' ich ihn noch nie gehört. Soeben hat er einen hochgeistigen Satz von sich gegeben. Ein gesunder Körper macht zufrieden! Es kann ja stimmen, aber dass Walter so etwas so poetisch formulieren kann, das hätte ich ihm nicht zugetraut.

❦

Drei Frauen mittleren Alters schlendern ziemlich lässig an uns vorbei und schauen uns frech an. Kuno grüßt sie, sie grüßen zurück – und Walter dreht sich nach den Damen um.

„Walter!"

Er schaut wieder nach vorn. Eines wird mir in dem Moment klar: Walter und ich begeben uns in Gefahr! So wie uns diese Frauen soeben angeschaut haben – lüstern, ja, lüstern sind ihre Blicke gewesen. Nehmen wir an, die Erste ist Witwe. Es geht ihr finanziell wahrscheinlich gut, aber es macht sich halt Einsamkeit breit. Die Zweite ist vermutlich geschieden, anfangs froh gewesen, den lästigen Ballast endlich los zu sein – allerdings taugt ihr das Alleinsein auch nicht richtig. Und die Dritte – ich nehme an, sie hat einen Mann, wäre aber einem erotischen Abenteuer nicht abgeneigt. Und mit diesen Damen sollen wir im selben Haus trainieren! Zeitweise vermutlich sogar im selben Raum! Du lieber Gott!

❧❧

Wir sitzen im Café. Denn auch ein solches gibt es im Fitness-Studio. Walter und ich trinken einen Cappuccino, das heißt, jeder von uns beiden trinkt einen Cappuccino. Kuno hat einen namenlosen Kaffee vor sich stehen. Wir diskutieren alles durch, auch das Finanzielle. Das erste Mal bekommen wir einen Trainer, der uns durchcheckt und danach alles mit uns durchnimmt und genau erklärt. Auch unser Anfangstermin wird festgelegt: Donnerstag, 9. März.

Nun steht es also fest, ist festgeschrieben, wir kommen nicht mehr aus. Wie ein Schauer jagt es mir über den Rücken. Worauf habe ich mich da bloß eingelassen? Ich weiß nicht einmal, ob die Freude oder der Zweifel überwiegt.

Zuletzt verabschieden wir uns. Kuno gibt sich sehr zufrieden und freundlich. Hoffentlich bleibt das ab dem 9. März auch noch so. Dann verlassen wir das Studio, stapfen die

Treppen hinunter, obwohl es auch einen Lift gibt, der nach oben und unten fährt. Erste Folgen eines Fitness-Center-Besuchs? Walter blickt zwar fragend zum Lift hinüber, kriegt von mir aber sofort die richtige Antwort – ohne Worte!

❧❧❧

Nachdem wir die Tiefgarage verlassen haben, stürzen wir uns wieder in das Verkehrsgewühl einer Großstadt. Bemerkenswert ist allemal, dass wir tatsächlich problemlos zur Autobahn – „Innsbruck-West" – finden, zufrieden auffahren und Richtung Unterland unterwegs sind. Die Abzweigung zum Brenner meiden wir bewusst, aber erst, als wir bei Hall vorbeifahren, atme ich ein wenig befreiter auf.

Auch Walter wirkt ebenfalls gelassener, denn er stellt fest: „So, das hätten wir!" Gemächlich nähern wir uns wieder bekannteren Breitengraden.

„Pass halt auf, Walter, dass du beim Heimfahren nicht auch einschläfst!"

„Ich habe nicht geschlafen, sonst lägen wir schon in der Truhe."

Also sag' ich halt nichts mehr und hüll' mich in Schweigen. An diese drei Frauen muss ich plötzlich denken. Vielleicht bin ich zu hart gewesen, so wie ich sie im Geist eingestuft habe. Womöglich sind sie ganz biedere, brave ... Verdammtes Fernsehen! Letzthin habe ich zum ersten und bisher letzten Mal die Sendung „Vorstadtweiber" geschaut. Sonst schau' ich gewöhnlich „Servus-TV" oder „3-SAT" oder gar nichts.

„Walter, hast du keinen Hunger? Es ist zwölf."

„Doch, hab' ich schon."

„Dann kaufen wir uns irgendwo ein Mittagessen. Bis wir daheim sind, gibt's dort sicher nichts mehr." Unsere Frauen rechnen heute auch gar nicht mit uns, weil wir nicht gewusst haben, wann wir daheim wieder auftauchen werden.

55

Also fahren wir in Kramsach von der Autobahn ab. Ein Stück weiter in Richtung Unterland werden wir zu Mittag essen. Walter weiß dort einen guten Gasthof. „Da haben wir früher öfters gespielt", sagt er.

Ja, dann muss es ja passen.

Frühling

Er ist zwar drei Wochen zu früh dran, der Frühling, aber er ist da. Überall beginnt es zu wachsen und zu blühen, doch „da wird noch eine Bremse kommen" – so sagen die Alten, die Jungen machen sich da weniger Sorgen. Die wandern Händchen haltend durch die Gegend oder sitzen einander umarmend auf Bänken am Waldrand, entlang der Wiesen oder vor dem Haus und genießen die Sonne und die Wärme. Im nächsten Jänner, Feber, vielleicht auch früher oder später werden einige von ihnen von denen dann entzückende, kleine Babys kriegen.

Die Schwalben sind auch schon da; sie wissen genau, wo sie im vergangenen Jahr im Stall ihr Nest gehabt haben. Sind das dieselben Vögel vom letzten Jahr oder die Jungen davon? Wie alt werden Schwalben überhaupt? Wenn ich im Stall auf der oberen Seite bei den Jungtieren arbeite, fühlen sie sich gestört. Sie fliegen aufgeregt hin und her, zwitschern laut, und es kommt mir vor, so als ob sie mit mir schimpfen würden. Ich habe mich entschuldigt bei ihnen und erklärt, dass ich diese Arbeit machen müsse.

❧

Als Walter und ich am letzten Mittwoch von Innsbruck heimwärts gefahren sind, hätten wir fast die Zeit übersehen. Knapp vor halb fünf sind wir endlich daheim gelandet. Walter hat dieses Gasthaus bei Kramsach von früher her gut gekannt – und die Senior-Chefin noch viel besser. Nach der Begrüßung, die sicher in ein Geschmuse übergegangen wäre, wenn ich nicht dabei gewesen wäre, haben wir dann gut gegessen und getrunken. Danach hat Greti Pause gemacht und

57

sich zu uns gesetzt. Da haben die beiden vergangene Zeiten aufleben lassen, und ich habe mich plötzlich überflüssig gefühlt.

„Ich setz' mich ein Weilchen ins Freie", hab' ich den beiden mitgeteilt, meinen Radler genommen, mich unter den großen Kastanienbaum gesetzt, getrunken und nachgedacht. Mild und fast schön ist es gewesen. Nach ungefähr einer Stunde ist Walter herausgekommen, hat „Ah, da bist du ja" gesagt und sich zu mir gesetzt. „Jetzt kriegen wir noch einen Kaffee", hat er gewusst, „dann fahren wir heim."

Im selben Monent ist Greti auch schon mit allem dahergekommen. „Du magst gern Apfelstrudel, hat mir Walter verraten. Und du Walter, kriegst ein Tiramisu." Wen wundert es, dass man da die Zeit vergisst? Ja, genau so ist alles abgelaufen. Für Kaffee und Kuchen haben wir nichts bezahlen dürfen.

Das restliche Stück nach Hause ist Walter dann auf der Bundesstraße gefahren. „Nicht, dass sie mich auf der Autobahn noch erwischen", hat er gemeint. Wer weiß, was der in dieser Stunde noch alles getrunken hat?!

Zwischen Wörgl und Bruckhäusl hab' ich ihm dann die Frage gestellt, die mich seit Stunden beschäftigt hat. „Walter, du und Greti, ihr habt euch sehr gut verstanden. Ist die Greti auch eine, die du früher ... vernascht hast?"

„Nein", sagt er ganz offenherzig, „die Greti nicht."

Zwei Tage lang ist nun düngen meine Arbeit. Man hat heutzutage Maschinen dafür, muss den Mist nicht mehr händisch auf den Miststreuer schöpfen. Durch das ständige Umdrehen und Zurücklangen tut mir trotzdem das ganze Gestell weh.

In der letzten Phase des Streuens, wenn der Mist im Miststreuer weniger wird, geht hinten weniger hinaus. Weil das

58

Feld aber gleichmäßig gedüngt sein soll, ist auf dem Miststreuer ein Hebel angebracht, mit dem man die Streudichte regeln kann. Verstellt man den Hebel um ein Loch, läuft
der Kratzboden schneller, wodurch der wenige Mist, der
noch drinnen ist, flotter nach hinten befördert und aufs Feld
geschleudert wird. Durch diesen Vorgang wird dann eine
gleichmäßige Streudichte erreicht. Sich auf dem Fahrersitz
umzudrehen und zum Hebelverstellen zurückzugreifen, ist
allerdings ein Problem. Für einen jungen, wendigen Menschen nicht, der kann den Kopf in fast alle Richtungen dre-
hen, wenn man aber älter wird …

Aber warum erkläre ich das alles überhaupt? Ein Nichtland-
wirt oder Stadtmensch wird den Sinn des Hebels oder gar die
Sinnhaftigkeit des Düngens nicht einmal im Ansatz verstehen. Muss er auch nicht, er hat dafür andere Fähigkeiten. Die
Frühlingsluft und dann die Fitnessübungen werden mich die
kleinen Wehwehchen aber schnell vergessen lassen. Vielleicht
brauche ich ein regelmäßiges, kontrolliertes Training sogar,
vielleicht wird mein Körper dadurch noch elastischer. Die Fit-
nessprediger behaupten das auch und werben damit.

Wie Apollonia, Walters Angetraute, unsere späte Heimkehr
wohl kommentiert hat? Ich habe daheim einfach gesagt, dass
wir viel gesehen und erlebt haben – was ja auch gestimmt hat.

❧

Sonntagnachmittag. Wir sitzen vor dem Haus. Der Tag ist
bisher friedlich verlaufen. Zuerst hab' ich in der Pfarrkirche
der hl. Messe beigewohnt, danach im „Rössl" beim Kartenspiel mitgewirkt und zuletzt daheim an einem köstlichen
Mahl, das die Meine auf den Tisch gezaubert hat, meinen
Hunger stillen können. Überall herrscht reges Frühlingstrei-
ben. Die Enkelkinder machen jetzt der Oma mit dem ersten
Buschwindröschenstrauß eine Riesenfreude. Dann schauen

59

wir einer Hummel zu, wie sie von Blume zu Blume fliegt. Ein paar Radler mühen sich drüben die Straße ins Dorf hinauf, ein sportlicher Opa überholt sie mit seinem E-Bike mühelos. Wie der Frühling wohl in der Stadt abläuft? Wahrscheinlich ganz anders.

„In der Sonne ist es zum Aushalten – ja?" Erich und Frieda kommen die zehn Meter vom Weg zu uns herüber.

„Ja, fein ist es schon heraußen", antwortet die Meine.

„Wir gehen wandern", erklärt Erich.

„Wir sind auch schon einmal ums Haus gegangen", stelle ich fest. Danach reden wir Belangloses, und nach ein paar Minuten sehen wir die beiden nur mehr von hinten.

In der Stadt …, ja …? Ich müsste erst versuchen, mich da hineinzuversetzen. Vor dem Haus sitzen und einer Hummel zuschauen, werden in den Städten nur die wenigsten können. Obwohl – es gibt dort schon Parks und Grünflächen. Vielleicht gibt es sogar mehr Grün, als man im ersten Moment glauben mag. Wenn Walter und ich das nächste Mal nach Innsbruck fahren, werde ich darauf achten.

Der Frühling zeigt sich auch in aufkommender Bautätigkeit. Bei uns heuer besonders auffallend: Vier Baukräne sind in unserer kleinen Gemeinde aufgestellt! Und alle vier sind dauernd in Betrieb! Es wird also wirklich gebaut! Ich will Ihnen etwas verraten: Wir sind voriges Jahr in eine höhere Liga aufgestiegen – bei uns ist in zwei Häuser eingebrochen worden! Verstehen Sie?

Soll ich nachhelfen?

Wo nichts ist, ist auch nichts zu holen!

Direkt heiß ist es vor dem Haus, und wir wechseln in die Stube. Der Diwan steht verlockend da, eigentlich sollte man sich drauflegen.

~∞~

60

Walter hat mir am Vormittag neben dem Kartenspiel erzählt, dass Loni wegen unseres späten Heikommens ein bisschen „angefressen" gewesen ist – ja, genau so hat er sich ausgedrückt.

„Und was hast du ihr erzählt?"

„Dass wir viel gesehen und erlebt haben."

Ich hab' laut lachen müssen.

„Warum lachst du?"

„Ach, nur so."

Und noch etwas hat mir Walter eingebrockt – ja, so kann man sagen. Vor dem Auseinandergehen beim „Rössl" – an den Sonntagen spielen wir dort Karten, an den Dienstagen im Dorfcafé – hat er ganz beiläufig gefragt: „Du gehst morgen abends auch?"

„Wohin?"

„In den Pfarrhof." „Was tust du dort?"

„Bibelrunde ist."

„Was für eine Runde?"

„Bi–bel-runde!"

„Wird da eine Bibel herumgereicht?"

„Ich weiß auch nicht genau. Loni hat gesagt, wir gehen."

Oha, von daher weht der Wind! Und Walter muss gehorchen. Weil wir von Innsbruck spät heimgekommen sind, wird er sich nicht zu protestieren getraut haben.

Bibelrunde … Gehört hab' ich schon, dass es so etwas gibt, aber was das genau ist, weiß ich nicht. Eigentlich sollte man dem einmal auf den Grund gehen. Walter schadet es nicht, ein bisschen Buße zu tun – und ich geh' einfach so.

61

Buße

Montag. Ich fahre bis zur Kirche mit dem Auto, stelle es dort ab und gehe die dreißig Schritte zu Fuß zum Pfarrhof. Der Andrang ist nicht groß – das merke ich gleich, weil sich die Tür öffnen lässt. Normalerweise muss man sogar läuten. Im Gang zieh' ich die Jacke aus, hänge sie auf einen Bügel an die Garderobe und dringe danach durch die Glastür ins Innerste des Pfarrhofs vor. Maria, Apollonia und Walter sind schon da, auch Hans tritt aus dem Schatten. Dann warten wir ein Weilchen. Zuletzt sind wir mehr als zwei, aber weniger als acht. Also sind wir eine Gruppe.

Haben Sie schon einmal bei einer Bibelrunde mitgetan? Ich nicht.

Am Anfang geht es ziemlich zäh. Weil wir nicht ganz kapiert haben, war wir kapieren sollen. Maria hilft uns. Eigentlich heißt es nicht Bibelrunde, sondern Bibel-Teilen.

„Die ursprüngliche Form des Bibels-Teilens in sieben Schritten wurde in Südafrika für kleine christliche Gemeinschaften entwickelt."

Aha, so hat das alles angefangen.

Dann erklärt sie weiter: „Als Christen glauben wir, dass Christus im Wort und in der Gemeinschaft gegenwärtig ist und durch beides zu uns spricht und uns sendet. Darum ist das Bibel-Teilen eine Liturgie."

Einer Liturgie, einer hl. Messe wohnen wir also bei – oder? Das wäre ja eine ganz neue Form.

❧

Dann bekommt jede und jeder einen Zettel mit Texten aus der Bibel. Jeder Anwesende – Männer wie Frauen – lesen et-

62

was vor und müssen dabei die Satzteile, die ihn/sie in besonderer Weise berührt haben, dreimal lesen. Weil man dazwischen immer wieder kurz vollkommene Stille wirken lässt, ergreift alle eine andächtige Stimmung. Nur Walters Schnäuzen stört. Er wirkt auch sonst nicht besonders andächtig. Provozierend gelangweilt schaut er immer wieder auf die Uhr. Lonis Blick lässt ihn aber rasch den Ernst der Lage begreifen, und er verschränkt die Finger ineinander, als würde er beten. So ein Scheinheiliger, schießt es mir durch den Kopf!

Maria spricht wieder zu uns, ermuntert uns, einander mitzuteilen, was uns im Herzen berührt.

Walter gähnt laut. Ich sehe ihm an, dass er leidet. Er versteht und begreift nichts. Mein Mitleid hält sich aber in Grenzen. Er soll nur diese Stunde Buße tun.

„Welche Aufgabe fordert uns heraus?", fragt Maria. „Was wollen wir konkret angehen? Christus handelt durch uns in der Welt."

Unsere Herzen gehen auf, die Zeit verfliegt. Gut, dass wir nicht wissen, dass eine kleine, gute Jause und ein Glas Wein (oder zwei) den Abschluss machen werden – sonst wär' uns diese eine Stunde sicher wie eine Ewigkeit vorgekommen. Im Herzen reicher, gehen wir auseinander.

Symbolik

Wahrscheinlich zum vorletzten Mal sitzen wir im Dorfcafé beim Kartenspiel. Erstens ist der März gekommen, und zweitens beginnt unser Abenteuer in Innsbruck. Die Arbeit am Hof, in Itter Karten spielen und in Innsbruck die Muskeln spielen lassen – das geht dann nicht mehr alles nebeneinander. Hugo, der Chef, bringt uns etwas zu trinken, und jeder von uns bestellt sich eine Fleischkässemmel mit Senf, nur Peter will heut' eine süßsaure Essiggurke.

๛

„Hör auf", knurrt Walter, als ich ihn auf den Bibelabend anspreche. Damit ist dieses Thema erledigt. Wir widmen uns dem Kartenspiel.

Melchior kommt herein und schwingt sich auf einen Barhocker. „Aha, heut' haben die Bauern Hunger."

Hugo bringt uns gerade das Bestellte. „Magst auch eine, Melchior?"

„Ja, wenn du mich so fragst – und ein Bier dazu, Hugo. Das Ganze geht dann auf Sepp." Frech ist Melchior heute, aber ich hab' ihn dazu angeregt.

๛

„Deine Cousine müsste jetzt einmal Geburtstag haben? Einen geraden", meint Melchior.

„Ja, hat sie. In einer Woche", antworte ich ihm.

„Ich muss ihr etwas schenken", murmelt er. Melchior hat sich in jungen Jahren um sie bemüht, es ist aber nichts draus geworden.

64

„Sie ist so schön gewesen", sinniert er vor sich hin.

„Das musst du ihr sagen. Aber lass das ‚gewesen' weg."

„Ihr werdet groß feiern mit ihr?"

„Ja, ja, gefeiert wird schon."

„Mit Geschenken und so?"

„Nein, so groß wird es nicht werden."

Melchior denkt nach, das ist ihm anzusehen. Ich selbst – wir haben auch noch kein Geschenk.

Plötzlich sagt Walter – er muss meine Gedanken erraten haben: „Schenk ihr einen Gutschein."

„Was? Einen Gut…? Nein, nicht noch ein Fit…" Walter hat mich mit seiner Gutscheinidee richtig erschreckt. Ich würde meiner Cousine so etwas bestimmt nie antun!

„Nein, nein, es gibt da ja noch ganz andere Möglichkeiten."

„Ich schenk' ihr eine Kuckucksuhr!", stelle ich resolut fest, um das Thema Fitness, Studio und Gutschein endgültig vom Tisch zu haben. Ich habe zwar nicht vor, ihr eine Uhr zu kaufen – und schon gar nicht eine Kuckucksuhr. Gibt es so etwas heutzutage überhaupt noch?

„Nein, Kuckucksuhr würde ich ihr keine kaufen", meldet sich Melchior.

„Warum nicht?" Wenn ich das schon gesagt habe, verteidige ich es auch.

„Ein Kuckuck gehört in den Wald!" Melchior.

„Aber da ist ja kein richtiger drin. Das ist ja nur so ein geschnitzter aus Holz oder so …"

„Das tut nichts zur Sache", bleibt Melchior stur.

Dass Melchior ein „Grüner" ist, weiß jeder, muss das jetzt aber so weit gehen? „Was stört dich an einer Kuckucksuhr, Melchior?"

„Die Symbolik."

„Die Symbolik?" Ich verstehe nicht ganz.

„Alles wollt ihr fangen, zähmen, einsperren – einfach widerlich und gegen die Natur und die Menschenrechte!"

65

Wir unterbrechen das Kartenspielen.

„Alles wird ausgenützt und verwertet", legt er nach.

Ein Funken Wahrheit mag ja vielleicht in Melchiors Anschauung stecken, aber …

„Dir ist heute wohl selbst der Vogel ausgekommen?" Peter.

Melchior steht auf und geht – grußlos. Er ist beleidigt, aber wer ist da wirklich schuld dran? Wir ganz sicher nicht! Früher, als wir noch Kinder waren, haben wir uns immer gefreut, wenn wir zu Tante Loisi gefahren sind. Auch wegen der Uhr. Die hat damals nämlich eine Kuckucksuhr gehabt. Gespannt haben wir immer hinaufgeschaut, wann er endlich kommt. Und meistens sind wir dann genau in dem Augenblick unkonzentriert gewesen, in dem er gerufen hat, und wir haben ihn übersehen. Weil wir immer erst nach dem Essen losgefahren und am frühen Nachmittag angekommen sind, hat er (der Kuckuck) um eins eben nur einmal, um zwei Uhr zwei Mal …

Einmal hat Tante Loisi nachgeholfen – und uns damit eine große Freude gemacht.

„Man darf das nicht zu oft tun", hat sie gesagt, „weil es der Uhr nicht passt und sie deshalb Schaden nehmen könnte." Dann ist sie auf die Bank gestiegen und hat die Zeiger zurückgedreht, bis kurz vor zwölf. Der Kuckuck hat diesen Trick natürlich nicht durchschaut und dann um Punkt zwölf tatsächlich zwölf Mal „Kuckuck" gerufen. Wir sind überglücklich gewesen.

Und jetzt ist Melchior beleidigt – wegen der Symbolik einer Kuckucksuhr!

Eine Kuckucksuhr ist für mich ein Kunstwerk. Dass über die kleine Uhr vorn oben alles gesteuert wird, ist mir schon klar, aber dass der kleine Vogel Kuckuck ruft? Ja, diese Töne sind aufgenommen worden und werden dann abgespielt, schon sehr kompliziert, und dann öffnet sich noch dieses Türchen, der Kuckuck fährt auf einer Schiene heraus, schreit,

66

fährt zurück, und das Türchen schließt sich wieder. Ein wahres technisches Wunderwerk. Ich würde den Erfinder – wenn er noch zu finden ist – für den Nobelpreis vorschlagen.

◦◦◦

Um dreiviertel zwölf lassen wir das Kartenspiel. Walter und ich haben auch heute wieder verloren, aber das macht nichts. Zahnstocher und scharfe Hustenzuckerln muss ich noch mitnehmen, Walter ein Päckchen Salz und Tempo-Taschentücher. Alle haben wir im Winter ein bisschen ein Leiden gehabt mit dem Husten.

„Wann fahren wir dann? Wie spät?" Walter.

„Um neun", sage ich, „jetzt wissen wir ja wohin."

„Passt."

Beide spüren wir ein erwartungsvolles Kribbeln.

Innsbruck, wir kommen!

Auftakt

Heute ist Mittwoch, 8. März.

Weil ich noch einiges zu erledigen habe, fahre ich los, um in den Einkaufszentren von Wörgl nach einer halbgroßen Sporttasche zu suchen – und zuletzt finde ich sogar eine.

Als wir das Fitness-Studio zum ersten Mal besucht haben, ist uns empfohlen worden, eine zweckmäßige Trainingsbekleidung zu verwenden. Herren ist das Trainieren mit freiem Oberkörper ebenso verboten wie den Frauen das Verwenden von weit ausgeschnittenen T-Shirts. Ersteres mag ja richtig sein, Letzteres verstehe ich nicht ganz, weil ein weiter Ausschnitt doch etwas sehr Ansprechendes sein kann, wie unsere Dirndltrachten beweisen.

Weil ich aber nicht schon am ersten Trainingstag auffallen will, erstehe ich noch ein Leibchen, eine halblange Sporthose und Turnschuhe ohne schwarze Sohle – es hat ja geheißen: Trainieren ohne Turnschuhe ist ebenso nicht erlaubt wie das Betreten der Trainingsbereiche mit Straßenschuhen, schmutzigen Turnschuhen oder Turnschuhen mit schwarzer Sohle.

Geld hebe ich auch noch ab.

❧

Donnerstag, 9. März.

Wir sind schon unterwegs, Richtung Innsbruck. Heute fahre ich. Mit meinem Auto. Wir wechseln uns ab, das haben wir so vereinbart. Zuerst aber muss ich Walter abholen.

Stolz lege ich meine Sporttasche auf die Hinterbank. Turnschuhe, Leibchen, halblange Hose, Reserveunterhose und Handtuch sind drin. Aus hygienischen Gründen ist die Verwendung des Handtuchs im Studio unbedingt notwendig.

Walter wirft seine Tasche zu der meinen und springt ins Auto. Er will zeigen, dass er jetzt schon fit ist. In seiner Tasche wird Ähnliches drin sein. Seine Tasche schaut allerdings moderner aus. Sie hat aber einen langen Riemen, er kann sie also über die Schulter hängen. Das kann ich mit der meinen nicht tun. Verdammt, das schaut dann aus wie … wie eine Doktortasche, wenn ich sie einfach mit der Hand trage! So etwas hätte die Meine wissen müssen, sie hat gestern aber nur gesagt: „Deine Haare!" Ich kenne mich aus. Sie hat gemeint, dass meine Haare zu lang sind. Also bin ich gestern nachmittags auch noch zum Friseur gefahren.

∾

„Was leuchtet da auf?", fragt Walter.
„Wo?"
Er zeigt hin.
„Ah, das ist nur … das leuchtet hin und wieder auf."
„Und das macht nichts?"
„Nein", sage ich. „Das ist nur ein Wackelkontakt. Das Auto ist schon zwölf Jahre alt, da darf es ab und zu irgendwo aufleuchten."
„Dann werden wir aber irgendwann irgendwo stehen bleiben – auf der Autobahn wahrscheinlich."
„Das glaub' ich nicht, mein Wagen hat mich noch immer heimgebracht."
Wie schon alles schön zu blühen beginnt…, die vereinzelten Kirschbäume leuchten heraus mit ihrem Weiß.

∾

„Hast du die Heizung eingeschaltet?"
„Nein, es ist ja schon bald Sommer."
„Vielleicht ist mir deshalb so zu heiß." Walter schwitzt.

69

Wahrscheinlich ist es mehr die Aufregung.

Wurstsemmel haben wir heute keine mit, das ist auch besser so. Gefrühstückt habe ich normal, und das ist genug. Wer weiß, welche Übungen wir heute vollführen müssen? Ich hoffe, dass es nicht mit Purzelbäumen und einem Kopfstand losgeht. Möglicherweise müssen wir auch Gewichte heben. Das scheue ich nicht, denn ein wenig Kraft ist schon noch da.

„Kristallwelten" steht auf einer großen Tafel. Für so etwas haben wir zwei aber keine Zeit. Vor ungefähr fünfzehn Jahren bin ich mit meiner Frau einmal drinnen gewesen – und schwindelig wieder herausgekommen. Schön geglitzert und gefunkelt hat alles. Und das ist, wie man hört, in der Zwischenzeit noch glitzernder und beeindruckender geworden.

Wenig Verkehr ist, außer den vielen Fernlastern halt. Innsbruck kommt immer näher. Nein, falsch: Wir kommen der Stadt näher. Flott geht es dahin.

ᦂᦂ

Heute bemerken wir, dass bei „Innsbruck-Mitte" nicht nur „Innsbruck-Mitte" steht, sondern auch noch „Bregenz" sowie die Buchstaben „CH" und „D". Wir lassen die Brennerstrecke links liegen, reihen uns rechts ein, fahren bei „Innsbruck-Mitte" aber nicht ab, sondern bleiben auf der Spur weiter Richtung Oberinntal. Bei „Innsbruck-West" verlassen wir auf einer lang gezogenen, leicht fallenden Rechtskurve die Autobahn und tauchen ein in das tosende Verkehrsgewühl der Millionenstadt. Oder hat Innsbruck die Million noch gar nicht erreicht?

Walter ist heute auffallend wortkarg; es wird die Aufregung sein. Auf einmal kommt mir alles anders vor. Sind wir das letzte Mal schon diese Strecke gefahren? Ich erkenne, dass wir falsch unterwegs sind. Weit vorn taucht nämlich die Innsbrucker Klinik auf.

70

„Walter, wir sind falsch!"

„So?", meint er. „Du bist der Fahrer!"

„Wir hätten weiter hinten links abbiegen sollen." Ich fahre an den Rand, muss überlegen. Das Klinikareal kenne ich ein bisschen, habe schon ein paar Mal Bekannte aufsuchen müssen. Und bei der Parkplatzsuche lernt man dann mehrere Straßen kennen.

„Wir müssen, glaube ich, in die Richtung", zeige ich ihm an, „weil wir aber da jetzt nicht hinauf düfen, fahre ich außen herum."

Walter nickt nur.

Es gibt immer wieder Wunder. Soeben ist eins geschehen. Wir stehen vor dem Fitness-Studio!

Die Tiefgarage verschluckt uns samt Auto, zwei Minuten später stehen wir vor dem Aufgang. In einer Minute ist es zehn, passt also perfekt. Beide spucken wir in die Hände (wir sind das vor einer großen Aufgabe oder Arbeit so gewohnt), nehmen unsere Taschen, steigen die Stiege hinauf und betreten den Fitnesstempel.

‿❦‿

Fünf Sekunden später die erste Überraschung. Eine selten schöne und wohl noch sehr junge Dame steuert auf uns zu und sagt charmant grüßend „Sie sind wohl die zwei Bauern?"

Wir sind perplex. Hat sich das schon im ganzen Haus herumgesprochen, dass wir zwei heute kommen? Aber wie hat sie uns erkannt? Gibt es doch gewisse optische Unterschiede zwischen einem Stadtmenschen und einem vom Land? Oder haben wir uns anders verhalten? Hoffentlich nicht falsch! In diesem Moment durchfährt es mich ganz heiß: meine Tasche! Ich wirke altmodisch, zurückgeblieben, wie ein Bauerntölpel eben. Am liebsten hätte ich die Tasche – ohne Riemen – von mir geschleudert.

71

Die Dame bleibt weiter freundlich, lächelt kokett und sagt, dass unser Trainer sofort da sein werde. Langsam beruhigen sich meine Gedanken wieder. Die hat uns schon erwartet, hat gewusst, dass Walter und ich um zehn erscheinen werden. Es muss also nicht meine äußere Erscheinung, es kann auch unsere Pünktlichkeit gewesen sein.

Da komt auch unser Trainer. Er heißt Fred. Fast schade, dass er so schnell gekommen ist. Auch er begüßt uns sehr freundlich, und wir wechseln noch ein paar eher belanglose Worte. Eines muss ich noch klarstellen: Natürlich wollte man Walter und mir schon beim Studioschnuppern jeweils einen eigenen Trainer geben, wir haben aber darauf bestanden, dass uns nur einer betreuen soll. Wir würden sonst schon am Anfang auseinandergerissen, und zuletzt müsste immer einer den anderen suchen. Und weil wir keine Geheimnisse voreinander hätten, hat man unsere Argumente schließlich akzeptiert und uns nur einen gemeinsamen Trainung zugeteilt. Wenn wir dann, wie es jetzt geschehen wird, körperlich durchgecheckt werden, wartet halt einer. Und danach wartet dann der andere. Und wenn sie bei Walter feststellen sollten, dass seine Werte …, dass er ein „Totalschaden" ist, darf auch ich das hören – umgekehrt genauso. So unkompliziert sind wir Bauern eben. Na, ja – natürlich gibt es auch andere unter uns. Aber Querulanten gibt's überall. Deshalb werden wir jedes Jahr von ein paar Kontrolloren kontrolliert.

❧❧

Wir sind im „Check-Raum". Walter stellt sich als Erster zur Verfügung. Sein Blutdruck wird gemessen – normal. Seine Größe hat er vorher schon gemessen – auch normal. Beim Gewicht hat der Trainer ein anderes Wort verwendet. Alle Daten werden in den „Anamnesebogen" eingetragen. Auch an seinem Oberarm wird etwas gemessen.

72

„Was bewirkt das?", fragt Walter.

„Viel", sagt der Trainer, „du wirst dann in der Analyse die Bewertung deiner Körperzusammensetzung lesen können und von mir erklärt bekommen."

„Aha!" Walter. Was wird da Neues herauskommen? Walter ist sicher ähnlich zusammengesetzt wie wir alle, denke ich. Dann redet der Trainer von Body-Mass-Index, Körperfettanteil, fettfreier Masse, Körperwasser und und und. Herrgott na, an wen sind wir denn da geraten? – Dann bin ich dran.

❧

Dann sind wir dran. Zum ersten Mal geht es an die Geräte, von denen eine große Anzahl im Saal stehen. Ein bisschen verschieden sind die Geräte schon, an denen Walter und ich jetzt unsere ersten Versuche machen, aber sie ähneln Fahrrädern ohne Räder. Dafür haben sie eine Art Armaturenbrett wie im Auto.

Wir sollen es langsam angehen, rät der Trainer und erklärt, dass man an den Geräten verschiedene Schwierigkeitsstufen einstellen kann. Ratzfatz kapieren wir das.

„Ich pack' schon die stärkere Stufe", protzt Walter. Bei mir stellt Fred den Gegendruck gleich höher ein. Obwohl Walter und ich nicht richtig arbeiten (wie daheim), kommen wir unerwartet rasch ins Schwitzen.

Die nächste Station: An einem Gestell sollen wir Gummiseile herunter und nach vorn ziehen. Das hört sich ganz leicht an – und ist es auch –, bis der Widerstand nach oben gedreht wird.

Walter zeigt Ermüdungserscheinungen.

„Immer wieder ausreichend trinken", rät der Trainer. Anfangs hat ja jeder ein zusätzliches Handtuch und eine Trink-

73

flasche bekommen. Walter hätte sie allerdings lieber mit etwas anderem befüllt. Wir testen – mehr spielerisch – noch ein paar andere Geräte. Interessant, was der Mensch alles erfindet. Und mit einem einzigen Chip, den jeder am Anfang ausgehändigt bekommt, können wir dann alles selbst aktivieren. Heute aber macht das noch der Trainer, der uns die Bedienung jedes einzelnen Geräts genau erklärt.

Er betont auch immer wieder den gesundheitlichen Aspekt und stellt uns in Aussicht, dass wir mit effektivem Training sogar unseren Horizont erweitern würden. Ich denke mir, dass er damit wohl ganz schön übertrieben hat! Unseren Horizont erweitern – was meint er damit, und wie meint er das eigentlich? Gut, sie werben im Studio ja damit, dass man Körper und Geist gestärkt bekommt, dass man beiden Gutes tut. Und damit auch noch schöner wird. Das hören besonders Frauen gern. Oder gibt es auch eitle Männer? Doch es gibt sie. Ab und zu begegnet man einem solchen. Aber diese Typen erkennt man schon von Weitem – an ihrem gekünstelten Aussehen. Oft auch an ihrem Gang.

Etwas fällt mir jetzt auf, und es ist eine weitere Überraschung: Um uns herum trainieren etliche Männer und Frauen. Dass die trainieren, ist nicht die Überraschung, aber dass wir die gar nicht registriert, gar nicht gesehen haben, das finde ich bemerkenswert. Sind wir bei unserem ersten Auftreten, gleich beim ersten Training schon so verbissen zur Sache gegangen, dass wir gar nicht bemerkt haben, was um uns herum geschieht? Das wäre bedenklich, denn es wird sich alles noch steigern.

Nun ist's aber genug für's Erste. Man soll nicht übertreiben.

❦

Der Trainer geht mit uns noch die Analyse-Blätter durch und erklärt uns alles. Verstehen tun wir allerdings nicht al-

74

les von dem, was da steht und was er sagt. Bei meinem Body-Mass-Index (BMI) steht 22,9 kg/m². Genauso gut könnte „Bahnhof-Linz" da stehen.

Weiter unten sind bei „Körperwasser" zwei Werte eingetragen, und ich erschrecke: „61,3 %/43,4 l" steht da. Ich werde doch nicht zu zwei Dritteln aus Wasser bestehen? Auch Walter packt das Grausen – bei ihm steht eine noch höhere Zahl. Wir bedanken uns bei Fred, stellen uns unter die Dusche und ziehen uns um.

Dabei die nächste Überraschung: Der Stadtmensch ist freizügiger! Unter die Dusche stelle ich mich auch nackt, aber die fünf Meter vom Kästchen bis zum Wasser halt' ich schon das Handtuch vor oder um mich. Die Innsbrucker nicht! Die jüngeren (da versteh' ich es eher), aber auch ältere Männer lassen ihn einfach baumeln und tragen ihn vor sich her – für alle sichtbar!

Auch Walter beobachtet das Geschehen skeptisch. Nachdem wir fertig und umgezogen sind, verlassen wir den Trainingsbereich und gehen ins Café. Kuno, der uns schon beim ersten Mal begleitet hat, setzt sich zu uns, und wir besprechen noch das Geschäftliche und den weiteren Verlauf unseres Abenteuers.

„Ja, ein Bier", sagt Walter zur Bedienung. Ich bestelle einen Radler. Schweigend trinken wir, doch in unseren Köpfen arbeitet es. Dieser verdammt hohe Wasseranteil gibt mir zu denken …

„Diese Zahlen bedeuten schon etwas anderes", sagt Walter plötzlich. Er denkt offensichtlich das Gleiche wie ich.

An einem Tischchen weiter drüben sitzen drei Damen, die mir bekannt vorkommen. Jede nippt an einem Cappuccino, und alle drei schauen kurz herüber. Wir sind jedoch nicht in der Verfassung, darauf zu reagieren. Zu viel ist heute auf uns eingeprasselt.

Analüse

Im Auto. Walter und ich sind bereits auf der Heimfahrt. Unsere Köpfe „rauchen". Es gibt viele Fragen, die auf Antworten warten.

„Was sagst du zu dem Ganzen, Walter?"

„Ja", beginnt er, „das ist für uns beide ganz neu gewesen, aber – im Nachhinein betrachtet – höchst interessant. Oder?"

„Ja, für mich auch."

„Dabei haben wir heute ja erst wenig ausprobiert."

„Stimmt", gebe ich ihm Recht.

⁓⁓

Endlich sind wir wieder in der Gegend von Hall; ab dort fühle ich mich sicherer. Beinahe wäre ich bei „Innsbruck-Ost" hinausgeraten, im letzten Moment habe ich den Wagen noch auf die Unterinntalspur gerissen. Dass der hinter mir Fahrende gehupt hat, habe ich ihm gern verziehen.

„Zeigst du den Zettel deiner Frau?" Walter.

Ich kenn' mich aus, was er meint. Die Analyse über unsere Körperzusammensetzung. Ich meine, dass es kein besonderes Problem geben wird, wenn ich die der Meinen zum Anschauen gebe. Walter meint, ebenso zu verfahren, zweifelt aber daran, dass sich seine Loni damit auskennt und also wohl kaum etwas anfangen kann.

Wattens fliegt an uns vorbei.

„Aber einbilden brauchen wir uns nichts auf diese Werte, die da draufstehen."

Walter gibt mir Recht. „Besonders dieser Wasseranteil", sinniert er, „aber dieser Prozentsatz bedeutet sicher ganz etwas anderes."

Ich will das auch gern hoffen.

Die Nadel der Benzinanzeige hat sich bis jetzt kaum bewegt. Wenn ich einmal auf die Alm fahre, brauche ich mehr als für Innsbruck hin und zurück. Obwohl es auf die Alm nicht einmal halb so weit ist.

Walter denkt laut. Würde er am Schluss fünf Kilo abgenommen haben, hätte sich der ganze Aufwand für ihn schon gelohnt. Gern stimme ich ihm zu, mache meine Zufriedenheit aber nicht vom Erfolg einer Gewichtsabnahme abhängig, sondern davon, dass sich der Zustand meiner Schulter bessert.

„Es gefällt mir auch, dass sich im Studio alle duzen." Auch mir gefällt das. Dann kann einer Titel haben, so viele er will, er kann keinen ausspielen.

„Ob die Schöne am Eingang jedes Mal dort ist?"

Das ist typisch Walter! Ich glaube eher, dass im Empfang mehrere angestellt sind, die einander im Dienst abwechseln.

„Das mit der Parkgarage gefällt mir auch." Das ist allerdings wirklich ein großer Pluspunkt. Für das Parken in der Tiefgarage wird keine Gebühr verlangt. Wir bezahlen nichts. Kuno hat unseren Chip „durchgezogen", damit öffnet sich dann bei der Ausfahrt der Schranken.

Das nächste Mal können wir das alles selber tun.

Wir fahren, schweigen und nähern uns Kramsach. Walter bleibt standhaft, und wir rauschen an der Autobahnabfahrt vorbei und verzichten auf einen Besuch bei der zauberhaften Greti-Wirtin. „Dass sie mit Blutdruckmessen und diesem kurzen ..." – was hat der Trainer überhaupt getan am Oberarm? – „... dass sie unseren Körper so durchleuchten können, ist schon ein Phänomen."

„Wie meinst du das?"

77

Es ist zweifellos bemerkenswert, was heutzutage in der Medizin alles möglich ist. Nur gegen die Schmerzen in meiner Schulter ist den Doktoren noch nichts Konkretes eingefallen.

❧

Wir nähern uns Wörgl.

„Weißt du, was wir heute vergessen haben?", fragt Walter.

„Du wirst es mir sicher sagen."

„Aufs Mittagessen. Es ist schon bald eins." Das stimmt.

„Aber wir werden daheim wohl noch etwas bekommen."

Das hoffe ich auch. Wir hätten eigentlich nicht so schnell heimzu fahren müssen. Auf der Fahrt nach Innsbruck hab' ich mir gedacht, dass wir heut' eigentlich irgendwo in Innsbruck etwas essen und uns danach noch ein bisschen in der Stadt umschauen könnten. Nichts ist daraus geworden.

Trotzdem ist heute für uns ein außergewöhnlicher Tag. Da kann es schon passieren, dass die Gehirnströme durcheinandergeraten. Im Studio-Café habe ich gesehen, dass sogar dort etwas zu essen angeboten wird. „Tiroler Gröstl mit Salat" – es kann aber auch etwas anderes gewesen sein; es ist mir nicht richtig bewusst geworden. So etwas ist aber schon nicht ganz „ohne", wenn das Fitnessprogramm das Hungergefühl aussetzt. Was wird da noch alles auf uns zukommen?

❧

Zehn Minuten werden wir noch brauchen, bis wir daheim sind. Jetzt, da wir vom Essen geredet haben, verspür' ich Hunger. Die heutigen Jungen würden sofort das Handy zücken, die Minuten bis zur Ankunft angeben und drei Minuten vor der Ankunft noch einmal anrufen, damit alles gerichtet ist. Dieser Sucht sind Walter und ich zum Glück noch nicht verfallen. Ein Handy hab' ich schon, aber das liegt daheim irgendwo herum und langweilt sich. Zugeben muss ich allerdings, dass man immer öfter junge Bauern auf immer größeren Traktoren herumfahren und dabei telefonieren sieht.

Zuerst die selten Schöne, dann der Check, das Training und die Nackten – wir müssen uns nicht wundern, dass wir ein wenig mitgenommen sind. Aber wir müssen da durch, um unseren Horizont zu erweitern. Vielleicht hüpfen wir zuletzt vom Stand fünf Meter hoch auf? Und unsere Gelenke laufen wieder wie geschmiert. Eigentlich können wir ganz zufrieden sein für den Anfang.

Daheim

Das Telefon läutet. Ich hebe ab, nenne meinen Namen und sage „Grüß Gott!".

Apollonia ist dran. Ohne lange Einleitung zischt sie: „Was habt ihr gestern getan?"

„In Innsbruck waren wir, trainiert haben wir."

„Das weiß ich, aber … Walter kann kaum stehen!"

Fast muss ich lachen. „Einen kleinen Muskelkater wird er haben."

„Das ist kein kleiner, sondern ein ganz ein gewaltiger!"

„So schlimm wird's wohl auch wieder nicht sein!"

„Und ob! Seid ihr so stürmisch, so gedankenlos dreingesprungen?" Oha, Apollonia ist sauer. „Tut dir nichts weh?", setzt sie nach.

„Doch, die Arme und der Rücken."

„Hat euch der Trainer so angetrieben?"

„Nein, der hat uns eher gebremst."

„Aber ihr habt euch nicht bremsen lassen, habt zeigen wollen, wir gut ihr noch seid."

„Ja", muss ich zugeben.

Ein paar Sekunden schweigt Loni, dann sagt sie versöhnlicher: „So etwas muss man etwas langsam angehen – in eurem Alter."

Hat das noch sein müssen, diese letzte Bemerkung?

„Also hoffen wir, dass Walter wieder wird. Und du auch." Loni.

Dieses Herunter- und Vorziehen der Gummibänder spüre ich tatsächlich in den Armen und im Rücken. Ich hab' schon beim Trainieren fast mit einem Muskelkater gerechnet. Walter hat den Trainer aufgefordert, sein Gerät um ein paar Stufen stärker einzustellen. Für sein Großtun muss er heute wieder einmal büßen, der Arme. Ich weiß allerdings nicht, wo wir uns wirklich übernommen haben könnten. So arg haben wir uns nicht angestrengt, oder? Es sind jedoch ganz andere Bewegungen gewesen, die wir vollführt haben. Brennholz hacken, die Motorsäge betätigen, diese Arbeiten haben wir im Griff, an die neuen werden wir uns eben gewöhnen müssen. Walter kommt schon wieder in Schwung.

◈

Ostern ist gekommen – und kalt ist's geworden; auf den Bergen hat sich sogar Schnee gezeigt. Das ist genau das, was wir jetzt brauchen können!

Ostersonntag. Ich blättere in der Tageszeitung. Eine von den vielen Meldungen macht mir richtig Mut. Da steht, dass in Osttirol ein zweiundachtzigjähriger Mofa-Lenker mit dem Auto einer Sechsundsiebzigjährigen kollidiert ist! Nicht die Kollision fasziniert mich, sondern das Alter der beiden Beteiligten, dass man heute mit über achtzig Jahren noch Mofa fahren kann und Frauen mit fast achtzig mit dem Auto unterwegs sind. Die Verletzungen des Mannes und der Schock der Frau werden wieder heilen.

Die Osterfeiertage tun mir gut, auch Walter läuft schon wieder.

Der Osterhase ist gekommen, hauptsächlich bei den Enkelkindern. Ein bisschen hat er aber auch an mich gedacht.

Das Ostergeheimnis, die Auferstehung Jesu Christi, gibt mir immer wieder zu denken. Ist Jesus tatsächlich von den Toten auferstanden? Nur so erfunden werden sie das alles nicht haben vor zweitausend Jahren? Aber seither ist es nie mehr geschehen, dass ein Toter wieder lebendig geworden ist. Noch etwas beschäftigt mich manchmal. Das Geschehen dreiunddreißig Jahre vorher. Maria, der Hl. Geist und die Geburt Jesu. So etwas ist fast nicht zu begreifen für einen einfa-

81

chen Menschen. Man kann es aber glauben. Dieser Glaube beruhigt, gibt Halt. Sonst wärst du ein winziger Punkt, der nach dem Tod in einen schwarzen Schlund verschwindet und Aus!

❧❧

Spazierengehen kann man auch bei unfreundlichem, kaltem Wetter. Wir nähern uns dem Ortskern, dem Kirchdörfl. An großen Bauernhöfen und am großen Hotel sind wir vorbeigezogen, nun biegen wir ein in die Engstelle mitten im Dorf. Sie ist für Fußgänger nicht gefährlich, weil die Autofahrer ihr Vehikel ganz herunterbremsen müssen. Die Straße geht nämlich ums Eck, aber wirklich richtig ums Eck.

Schlechte Busfahrer haben das schon oft schmerzlich erfahren müssen – genauer eigentlich der Bus! Die dicke Mauer des alten Gasthofs gibt nämlich nicht nach. Und auf der linken Seite steht der Dorfladen mit Café – samt Gehsteigkante. Lenker von Personenwagen haben keine Schwierigkeit mit der Durchfahrtsbreite, aber die Geschwindkigkeit muss gedrosselt werden, sonst machst du Bekanntschaft mit der Mauer vor dem Hofbauer-Stall. Diese Beschreibung der Lage passt für diejenigen, die von der Autobahn und Bundesstraße her kommen. Wenn man nun aber von der anderen Seite – Itter ist von zwei Seiten mit dem Auto erreichbar – kommt, also vom Brixental heraus und bei Hopfgarten herauf, dann ist der Eindruck unserer Gemeinde auf den Betrachter noch intensiver.

Wenn man das Plateau erreicht, sieht man zuerst den Kirchturm, das Schloss, einen Jungwald und liebliche Häuser. Manche Touristen lenken ihren Wagen an den rechten Fahrbahnrand, steigen aus und machen Fotos! Wenn man dann aber den Ortskern erreicht, sollte man die Geschwindigkeit schon vorher deutlich verringern. Es steht nämlich nicht nur

82

das Schulhaus neben der Straße, auch der Autofahrer aus dieser Richtung begegnet diesem Eck. Würde von dieser Seite her einer zu schnell dran sein, könnte es ihm passieren, dass sein Wagen im Dorfladen landet. Das gäbe dann einen Scherbenhaufen, bei dem vielen Glas der Auslagscheiben!

Es sind früher Überlegungen angestellt worden, dieses Eck zu entschäften, es runder zu machen. Das Haus mitsamt dem Dorfladen ist dann aber doch wieder am selben Platz aufgebaut worden, wo zuerst das alte gestanden ist. Und das ist gut so! Erstens wird die (relative) Sicherheit gewährleistet und zweitens: Nur ganz wenige Gemeinden haben so ein scharfes Eck!

Wem ich Lust gemacht habe, der ist eingeladen, Eck und Auto zu testen und zu bewundern.

Am Ostermontag sitzen wir also nun beieinander – eigentlich haben wir uns zusammensetzen müssen –, um eine ernste Lagebesprechung abzuhalten. Apollonia hat diese Idee gehabt. Im Lauf des Gesprächs kristallisiert sich Erstaunliches heraus: Wir werden auf unseren künftigen Innsbruck-Fahrten Sport UND Kultur erleben! Vormittags gehen wir ins Fitness-Studio, dann wird künftig etwas gegessen, und nachmittags sollen wir Innsbruck kennenlernen. „Das Goldene Dachl zum Beispiel, und schaut ins Landestheater – wenn sie euch hineinlassen – oder in die Stiftskirche." Apollonia!

„Aber da finden wir niemals hin." Walters Versuch, den Kulturschock zu verhindern – wir haben in Itter schon genug Kulturleben –, scheitert kläglich.

Apollonia (!) kündigt an, in einen Stadtplan von Innsbruck ein paar markante Punkte einzuzeichnen. Auf diese Art und Weise würden wir geradezu spielerisch unseren Horizont erweitern können.

Ich finde, dass Lonis Vorschlag (Anordnung) gut ist. Er geht allerdings schon auch ins Geld. Aber wir werden auch das verkraften. Stiftskirche, hat Loni gesagt. Dann wird der Stiftskeller nicht weit sein, werfe ich ins Gespräch und ernte einen verständnislosen Blick von Loni und unterm Tisch einen Rempler von der Meinen.

„Und auf die Bergisel-Schanze schauen wir auch", bringt sich Walter nach Überwindung des ersten Schocks wieder ins Gespräch ein.

„Du meinst, wir gehen zur Schanze hinauf?" Walter hat mich neugierig gemacht.

„Ja, schon, aber da gibt es auch einen Lift. Und oben ist ein Café."

„Woher weißt du denn das?"

„Der Halbbruder meines Cousins hat erzählt, dass ein Bekannter von ihm gesagt hat, dass sein Chef dort oben seinen Fünfziger gefeiert hat."

„Auf der Bergisel-Schanze?"

„Nicht auf der Schanze, sondern oben drinnen. Dieser Chef macht öfter so verrückte Sachen." Ja, so sind sie heutzutage, die Menschen. Es muss etwas Verrücktes sein. Aber wir sollen nicht auf andere zeigen, sind selbst ja keinen Deut besser. Wir gehen sogar ins Fitness-Studio!

Eines muss ich noch zum scharfen Eck beim Itterer Wirtshaus nachtragen. Wirts-Eck heißt es deshalb, weil es eben um das Hauseck des alten Gasthauses geht. Das aber nur nebenbei.

Vor dieser scharfen Kurve muss jeder Autofahrer mit der Geschwindigkeit auf fast Null herunter, will er nicht kläglich scheitern. Einmal hat sich einer nicht an diese Grundregel gehalten. Hat er auch nicht müssen, weil er der Chauffeur des Feuerwehrautos war! Er ist mit einem solchen Karacho ums Eck gerast, dass die zwei Räder auf der rechten Innenseite fast einen halben Meter in der Luft gewesen sind. Das Auto ist, lediglich auf den zwei Rädern auf der linken Außenseite liegend, den Kurvenbogen gefahren, und wenn sich nicht alle darin sitzenden Feuerwehrmänner geistesgegenwärtig nach rechts geworfen hätten, hätte das Feuerwehrauto zuletzt wohl noch umgeworfen. Dies ist schon lange her, wird aber nach den Übungen heute noch gelegentlich erzählt. Ob diese gewagte Fahrt bei einem Löscheinsatz oder nur bei einer Übung stattgefunden hat, daran will sich niemand mehr erinnern.

85

Walter bringt mit dem Alpenzoo einen weiteren guten Vorschlag ein. Er meint, den würde er gern wieder einmal besuchen. Als Kind sei er zum ersten und letzten Mal dort gewesen.

„Meine Vorschläge gefallen euch nicht besonders", stellt Loni plötzlich fest. Fast klingt das ein wenig beleidigt.

„Wieso kommst du jetzt darauf?", frag' ich besorgt.

„Ach, nur so", meint sie. Fast klingt das ein wenig schnippisch. Zuletzt einigen wir uns, dass es übermorgen nachmittags zum Alpenzoo hinauf gehen soll.

৵৵

Die Frauen haben morgen einen großen Tag. Nicht alle Frauen aus dem Dorf, aber alle Bäuerinnen. Sie fahren nach Alpbach zum „Bundes-Bäuerinnentag". Dort wird dann geredet, debattiert, manchmal auch zugehört. Der Landeshauptmann, die Bundesbäuerin, die Landesbäuerin, ein paar Minister und Ministerinnen – ich mag nicht MinisterInnen schreiben – lassen sich dort anschauen und werden die Bäuerinnen wieder über den grünen Klee loben. Und ganz ehrlich: Sie verdienen auch Lob. In vielen bäuerlichen Betrieben ist heutzutage die Frau der Chef. Der Mann geht oft nebenbei noch in die Arbeit, die Arbeit daheim macht die Frau. Viele Bauern lassen sich blenden von schönen, großen Traktoren und Maschinen und glauben, alles besitzen zu müssen. Wenn da nicht eine wäre, die auch rechnen kann – andererseits: Baugründe werden laufend gesucht und gebraucht.

„Verhaltet euch ja still, was wir so tun", sage ich zu Loni.

Sie schmunzelt. „Brauchst dich nicht zu fürchten, ich sage nichts."

„Nicht, dass dann tausend Bäuerinnen wissen …"

„Nein, nein!" Obwohl Bäuerinnen so etwas vielleicht sogar gelassener aufnehmen würden als Bauern. So richtig einge-

86

fleischte, gute Bauern – von denen haben viele einen begrenzten Horizont. Sie sehen nur Kühe, Traktoren und Höchstleistungen – und fragen und wundern sich dann, warum unsere Produkte keinen höheren Preis erzielen, und machen die bäuerlichen Fitness-Studio-Besucher nieder.

❧

„Wie sind dann überhaupt eure Werte nach dem ersten Check ausgefallen? Habt ihr da keinen Bewertungsbogen erhalten, Walter?" Loni spricht fachmännisch – nein, natürlich fachfraulich. „Check", hat sie gesagt.

„Doch", erwidert Walter, „wir haben da so ein Papier erhalten, ich müsste es irgendwo schon noch haben." Aha, auch Walter hat den „Anamnesebogen" (das ist jetzt fachmännisch ausgedrückt) nicht hergezeigt. Ich hab' den meinen längst entsorgt.

„Mein Blutdruck ist ein bisschen zu hoch, hat der Trainer gesagt. Und Walter wiegt um ein paar Kilo zu viel." Prüfend schaut mich Loni an.

„Und sonst?"

„Alles im grünen Bereich." Walter. Das sagt man heute so. Alles ist im grünen Bereich.

„Also, Loni, Walter, wir sind heute nicht umsonst zusammengekommen. Das Ganze bekommt nun Hand und Fuß."

„Genau", fügt Walter hinzu.

87

Heute sind wir voller Vorfreude unterwegs. Wir werden das Ganze langsamger, aber zielgerichtet angehen. Jene Geräte nützen, die uns guttun. Guttut uns alles, was sie bieten können, würde der Trainer sagen. Heute brauchen wir ihn schon nicht mehr, können alles selbst betätigen und bestimmen.

Wir biegen zuerst links, dann rechts ab und fahren wieder in die Tiefgarage. Heraußen sind auch Parkplätze, aber die sind meistens belegt. Und wenn es ein schöner, warmer Tag wird, dann hat es danach eine Affenhitze – im Auto. Wir schultern unsere Taschen und gehen hinauf. Ja richtig, ich kann meine Tasche nun auch schultern. Hab' mir nämlich eine neue zugelegt. Die mich allerdings stolze neununddreißig Euro gekostet hat. Aber das gute Gefühl der Selbstsicherheit wiegt diese neununddreißig Euro leicht auf.

Zwei Frauen kommen die Treppe herunter, grüßen uns, wir tun artig das Gleiche. Dass wir nie den Lift nehmen werden, das habe ich Walter schon beim Herauffahren klargemacht. Zuerst hat er Einwände vorgebracht – zuletzt, warum denn dann ein Lift überhaupt da sei? Schließlich hat er aber begriffen. Es würde tatsächlich kein gutes Bild von uns entstehen, wenn wir oben dem Lift entsteigen, während andere gerade bei der Treppe heraufkommen. „Oha, schau Hannelore, die zwei da, ihre Beine werden nicht mehr die besten sein", würden die Freundinnen sagen oder es sich zumindest denken. Da würden uns unsere modernen, sportlichen Taschen auch nicht mehr retten. Oder sie denken sich, dass wir es mit der Luft haben könnten, sodass wir auf diesen zwei Treppen hinauf hübsch ins Schnaufen kommen würden. Solchen Verdächtigungen muss entgegengearbeitet werden: Daher gehen wir zu Fuß.

Die letzten Stufen gehe ich langsamer, damit Walter nicht doch noch ins Schnaufen kommt. Wir sind oben und betreten das Studio.

❧

Sehr freundlich werden wir empfangen, erhalten ein Handtuch, die Trinkflasche – die wir gleich befüllen – und den Schlüssel fürs Kästchen. Nachdem wir uns umgezogen haben – an diesen Sportdress und unser Aussehen darin müssen wir uns erst gewöhnen –, begeben wir uns an die Geräte.

„Ich fang' heute auf dem Laufband an", meint Walter, ich wähle die Beinpresse. Gar nicht wenige Leute sind da und machen Gymnastik in verschiedenen Variationen. Einige von denen hab' ich das letzte Mal schon gesehen. Wir wechseln ein paar Worte. Dann stecke ich den Chip ins Gerät – wie gesagt, es ist die Beinpresse – und aktiviere es damit.

Mein Training beginnt. Langsam drücke ich dagegen. Die Frau am Gerät neben mir heißt Ulla. Eine Ulla gibt es in unserer ganzen Gemeinde keine. Kontinuierlich soll der Gegendruck steigen.

„Wollen wir tauschen?", fragt Ulla.

„Was, das Gerät?"

„Nein, fünf Kilo."

Beide müssen wir schmunzeln. Und weil sie es selbst gesagt hat, lasse ich den Satz so stehen. Das Gleiche habe ich mir nämlich schon zuvor gedacht.

Wie lange trainiere ich eigentlich schon? Ich darf und will mich von Ulla nicht drausbringen lassen. Komisch, ich bin überhaupt noch nicht müde. Aber der Trainer hat ja aus-

89

drücklich darauf hingewiesen, dass wir nichts übertreiben sollen.Die Geräte dürfen uns nicht schnell ermüden, weshalb er sie entsprechend eingestellt hat, das heißt, dass meine Chipkarte mit meinen persönlichen Parametern gespeichert ist, was wiederum bewirkt, dass bei jedem Gerät die ideale Sitzhöhe und -position automatisch gegeben sind. Ja, so oder so ähnlich hat er es uns erklärt.

Walter kommt zu mir. Er schwitzt. Unglaublich, wo es bei einem Menschen überall herausrinnen kann – und das in kurzer Zeit!

„Ich bin's nicht mehr derloffen," meint er schnaufend.

„Du hättest das Band langsamer stellen können."

„Ja, vielleicht …", kommt es ziemlich verzagt zurück.

„Das ist Ulla", sage ich und schaue zu ihr hinüber.

„Oha." Walter ist augenblicklich munter und zieht eine Augenbraue in die Höhe. „Das ist aber schnell gegangen."

„Nein", entgegne ich, „sie heißt schon länger so."

An mehreren Geräten betreiben Walter und ich noch Gymnastik. Manchmal schauen wir auch ein Weilchen den anderen nur zu.

❧

An einem Gerät erschrecken wir richtig. Es ist dies so eine Art Gestell, etwa achtzig Zentimeter hoch. Oben ist ein runder, weicher, glatter Balken. Wir rätseln, was man damit anfangen soll, und können uns schließlich nur vorstellen, dass man sich hinzustellt, sich drüberbeugen und auf der anderen Seite mit den Händen vielleicht bis auf den Boden hinunterlangen muss.

Während wir noch herumrätseln, tänzelt eine junge Frau herbei, stellt sich mit dem Rücken zum Gestell und beginnt, sich rücklings darüberzubeugen. „Nein, nicht", haben wir rufen wollen, doch unser Mund hat kein Wort hervorgebracht.

90

Zuletzt hat sie mit den Fingern auf der anderen Seite den Boden berührt!

Gibt es so etwas überhaupt? Hat die keine Wirbelsäule? Ihr Leibchen ist bei der Übung ein wenig nach oben gerutscht, jetzt lacht uns ihr Nabel an. Dann richtet sie sich wieder langsam auf.

Beinahe hätten wir geklatscht. Diese Frau muss vom Zirkus sein! Noch zwei Mal vollführt sie diese Übung. Walter und ich haben einander nur verständnislos angeschaut.

Ein paar andere Übungen haben wir dann noch gemacht, doch ist nichts Rechtes mehr daraus geworden, weil uns diese Frau nicht mehr aus dem Kopf gegangen ist.

Wir haben noch einen weiten Weg vor uns, denke ich mir eine Stunde später im „Bierstindl". Walter isst sein „Wiener Schnitzel vom Schwein mit Preiselbeeren und Kartoffelsalat" (der bei uns Erdäpfelsalat heißt), ich genieße „Hausgemachte Käsespätzle mit Röstzwiebeln und grünem Salat".

Sollten Sie nun meinen, wir hätten uns verfahren, weil das „Kulturgasthaus Bierstindl" im Stadtteil Wilten, also auf der anderen Talseite und weit weg vom Alpenzoo steht (wo wir nachmittags hinsollen), so muss ich darauf hinweisen, dass sich in der Zwischenzeit vieles geändert hat. Dass wir uns in Innsbruck überhaupt nicht auskennen, stimmt so nicht ganz. Ein paar Mal bin ich nämlich schon in Innsbruck gewesen, auch Walter; jeder hat dort schon zu tun gehabt. Und diesen altehrwürdigen Gasthof hab' ich schon zwei Mal von innen gesehen. Wir sind allerdings immer – vom Unterland kommend – am Anschluss „Innsbruck-Ost" abgefahren, kennen die Stadt also von dieser Seite her. Beim Eisstadion vorbei, über die Olympiabrücke und an der Grassmayr-Kreuzung links abbiegen Richtung Bergisel, dann ist man gleich am Ziel.

91

„Der Alpenzoo läuft uns nicht davon", sind wir beide einer Meinung gewesen.

„Dass da nur Kellner sind", wundert sich Walter.

„Wie meinst du das?" Er schaut nur verzweifelt in die Luft. Ich begreife. „Ach, Walter, wirst du nie gescheiter?"

„Das schon – aber …"

„Die werden sich schon etwas gedacht haben dabei. Schau, Walter, Frauen sind schwieriger. Und wenn dann noch fünf, sechs beisammen sind, zusammenarbeiten sollen und müssen sozusagen, dann wird's noch heikler. Es will doch jede die Schönste sein, und deshalb streitet man sich wahrscheinlich schon um Kleinigkeiten. Ist's der Ersten zu heiß und will sie deshalb ein Fenster kippen, friert die Zweite von jetzt auf gleich. Die Dritte ist schon schlecht gelaunt gekommen, die Vierte hat sich so auffallend geschminkt, dass die anderen gar nicht hinschauen können, und die Fünfte schläft fast noch."

„Ja, vielleicht ist es besser so," gibt er sich geschlagen. Männer sind einfach zu handhaben, und Männer kriegen keine Kinder; darin sind wir uns einig. Man kann Männer längerfristig einplanen, bei jungen Frauen ist das schwieriger. Sagen sie heute „Nein, Kinder nie!", kommen sie im nächsten Monat und behaupten, schwanger zu sein und in naher Zukunft auszuscheiden. „Und vielleicht gefallen den weiblichen Gästen die jungen Männer besser?"

Viel los ist im Gastgarten, und das unter der Woche.

„Wir werden, Sepp, wir werden unseren inneren Schweinehund besiegen", stellt Walter ernst und trocken fest.

Ich muss trotzdem lachen. „Wo hast du denn das her?"

„Ich hab' gestern Abend, auch Loni – also, wir haben den ganzen Prospekt vom Studio genau durchgeschaut und gelesen."

„Und da steht das drin?"

„Ja", sagt er, „und noch viel mehr."

„Papier ist geduldig, sagt man."

92

„Nein, Sepp, es steht wirklich ganz Interessantes drin. Zum Beispiel über einen schmerzfreien Rücken."

„Walter, red Deutsch. Du meinst Kreuzweh?"

„Ja, hast du nie Kreuzweh?"

„Doch, schon …"

„Da haben sie ganze Trainingsprogramme!"

„Walter, du bist zu gutgläubig."

„Nein, auch Loni hat alles ganz begeistert gelesen."

„Loni! Walter, wir müssen aufpassen."

„Was müssen wir aufpassen?"

„Wir düfen nicht zu begeistert erzählen daheim oder sogar ins Schwärmen kommen, denn dann haben wir zuletzt ein Problem."

„Und welches wäre das?"

„Ja, ich meine: Wenn unsere Frauen auch ins Fitness-Studio wollen und erst einmal auf den Geschmack kommen …"

„Ja, Sepp. Wir müssen aufpassen!"

„Schauen wir dann noch auf den Bergisel? Ich meine, weil wir schon in der Nähe sind."

„Ja, könnten wir schon." Begeisterung klingt anders. Und Walter bestellt noch ein Bier.

„Pass auf!", warne ich ihn. „Heute bist du Chauffeur."

„Genau! Dann musst du das Halbe von meiner Halben trinken."

❧

Was sind das wohl für Leute, die hier zu Mittag essen? Geschäftsleute wahrscheinlich, alle nobel und teuer gekleidet. Am Tisch an der Ecke drei Männer und eine Frau. Die arbeiten sicher im selben Büro. Der rechts sitzt, das ist bestimmt der Rechtsanwalt, einer von der speziellen Sorte. Wenn nun die Leute alle plötzlich zu streiten aufhören täten, alle vier hätten keine Arbeit mehr.

93

„Wollen Sie auch noch etwas zu trinken?", fragt der junge Kellner, als er Walters Bier bringt.

Ich bedanke mich und kläre ihn auf, dass ich Walter beim Bier helfen muss.

„Aber diese Frau ..." Ich weiß, welche Frau Walter meint. Es ist erstaunlich, wozu der Mensch fähig ist. So eine biegsame Wirbelsäule, da gehört sicher jahrelanges Training dazu.

„Das nächste Mal, Walter, probieren wir das auch."

Walter lächelt müde. Gemächlich trinken wir Bier.

„Sepp! Die hat das für uns gemacht!"

„Walter!", versuche ich seine Fantasie zu bremsen.

„Ja, wir haben ihr imponiert, deshalb hat sie uns auch staunen lassen." Wenn dem so wäre, wie Walter glaubt, wäre das schön, aber ...

„Das nächste Mal essen wir im angeschlossenen Café etwas."

„Meinst du?"

„Ja, ich hab' schon mit einer geredet, die hat allerdings nicht Ulla geheißen. Und die isst im Café – jetzt."

„Du hättest mit ihr weiterreden wollen?"

„Nein ..., ja, sie hat sich für Landwirtschaft interessiert."

„Zahlen, bitte!"

Wortlos verlassen wir das „Bierstindl". Mit Walter werde ich noch Schwierigkeiten kriegen. Auf halber Strecke sagt er: „Schau, dort drüben ist Rotholz."

94

Narren?

„Zweihundert, ja." Der Schalterbeamte lässst mich noch den Beleg unterschreiben, dann zählt er mir das Geld auf das Pult hin. „Passt es so?"

„Ja, in Ordnung." Er hat mir einen Hunderter „zerlegt" und weiß, dass ich es so am liebsten habe.

Otto betritt die Bank. Ausgerechnet Otto! Ausgerechnet jetzt! „Aha!", sagt er gedehnt, „Lustbarkeiten kosten Geld!"

Trottel, denke ich mir und verlasse die Bank. Jetzt muss ich noch ein paar Kleinigkeiten einkaufen – im Dorfladen. „Grüß dich, Ulrike." Sie grüßt auch. Ein bisschen anstehen muss ich, habe aber Zeit. Was der vor mir alles einkauft? Der muss ein richtiger Hausmann sein. Vor größeren Einkäufen, da drücke ich mich. Erstens finde ich nichts, und zweitens ist das doch mehr Frauensache. Nur wenn ich zum Kartenspielen herkomme oder in die Bank fahre, fällt der Frau manchmal etwas ein, das ich mitbringen soll. Endlich verlässt mein Vordermann das Geschäft.

„Du heute beim Einkaufen?", gibt sich Ulrike erstaunt.

„Ja, sie gibt keine Ruhe."

„Und dann lässt man sich halt erweichen", vollendet sie den Satz. „Was braucht sie denn?"

Ich sage es ihr.

Wie flink sie alle zwei Sachen findet. „Moment," sagt sie zu mir und verschwindet kurz ins Café. Ich schau' mich ein bisschen um. Bananen, schöne gelbe Bananen, stechen mir ins Auge. „Diese Bananen", frage ich sie, als sie wieder da ist, „mag ich einfach nehmen?"

„Ja, nimm!"

„Wie …? Willst du einfach schätzen, oder?"

„Nein", lacht sie, „gib sie mir, die muss ich wiegen."

95

„Aha." Ich bin froh, dass Ulrike das macht, ich könnte es nämlich nicht. Ulrike ist eine fesche Frau. Heute fällt mir das besonders auf, weil ich die Brille aufhabe.

„Kommt ihr am Dienstag wieder zum Kartenspiel?"

„Ja, einmal werden wir noch spielen, dann kommt der Sommer."

„Toni und noch ein paar wären im Café."

„Grüß sie schön von mir, heute hab' ich keine Zeit."

„Werd' ich machen."

❧❧

Beim Heimfahren kommt mir Otto wieder in den Sinn. Wie hat er gesagt? „Lustbarkeiten haben ihren Preis" – oder so ähnlich. Wie hat er das gemeint? Es wird sich doch wohl noch nicht herumgesprochen haben, dass wir ins Fitness-Studio gehen? Da müsste ja irgendwo eine undichte Stelle sein. Obwohl, früher oder später werden sie es sowieso erfahren. Das wird ein Gerede geben! „Habt ihr schon gehört, Walter und Sepp gehen ins Fitness-Studio! Diese zwei Narren." Und schütteln werden sie sich vor Lachen.

Aber sollen sie, wir werden es überleben. Wir werden sogar noch besser werden. Kein Kreuzweh mehr, kein Ziehen in meiner Schulter mehr – und Walters geschrumpfter Biermuskel.

❧❧

Nach dem Mittagsschläfchen studiere ich jetzt die Bauernzeitung. Die Bäuerinnen haben groß aufgetrumpft in Alpbach. Auf mehreren Seiten wird darüber ausführlich berichtet. Auch schöne Fotos sind, wie man sieht, entstanden. Aus allen Bundesländern waren die Landesbäuerinnen dort, auch die aus Wien. Direkt verwundert hat mich das. Laufen in

96

Wien tatsächlich Rindviecher herum? Es werden eher Salat- und Gemüsebauern sein.

Die Bauernzeitung ist ein vielseitiges Blatt. Auf den hinteren Seiten kann man unter dem Titel „Marktplatz" alles Mögliche erwerben oder loswerden: den Bauernhof, Silorundballen, Moschusenten, Kalbinnen und echte Ochsen, Jung-, Alt-, Schnitz- und Brennholz, Maschinen aller Art, Milchtank und so weiter. Auch die Rubrik „Partnersuche" gibt es.

In dem Moment fällt mir ein, wo wir in Innsbruck unbedingt auch hinmüssen: ins Landhaus! Vielleicht sehen oder treffen wir sogar Politiker.

Es klopft. Walter ist da!

„He, Walter, was …? Komm herein!"

„Bin eh schon da."

„Was …?", fange ich wieder an, merke aber sofort, dass das nicht besonders freundlich klingt.

„Setz dich her, Walter", singt die Meine.

„Nein, danke", wehrt er ab. „Ich muss noch zum Goldschmied hinunter." Dann zieht er eine schlanke Flasche aus der Rocktasche und stellt sie auf den Tisch.

„Was soll das?"

„Nichts", meint er – und ist schon wieder draußen.

Das ist Walter. Man kann ihm nicht lange böse sein.

„Himmelschlüssel" steht auf dem Etikett.

Walter experimentiert immer wieder. Seit letztem Jahr erzeugt er sogar Himmelschlüsselschnaps! Da fällt mir ein, dass ich den Walter noch gar nicht richtig vorgestellt habe. Er ist ein richtiges Unikum. Es gibt keinen zweiten solchen. Er kann sich gut verstellen. Viele unterschätzen ihn. Manchmal spielt er auch den Dummen. Auch beim Theaterverein ist er dabei, übernimmt oft große Rollen. Er spielt sie aber nicht,

97

er lebt sie, und die Zuschauer glauben ihm alles. Manchmal nimmt er uns auch auf den Arm. Danach kann er herzlich lachen. Unlängst hat er erzählt, er sei eingeladen gewesen zu einer ganz exklusiven Runde „Alles nur Bessere", hat er betont. Sie seien – in der Nachbargemeinde – auf einen Berg gefahren und hätten in einem exklusiven Gasthof ein zwölfgängiges (!) Menü gegessen. Danach hätten sie genug gehabt, hat er noch betont.

Sollen wir das glauben, haben wir uns gefragt. Kein Lacher ist ihm ausgekommen. Dass er als Ehrenobmann des Schafzuchtverbands irgendwo eingeladen worden ist, ist wohl glaubwürdig, aber ein zwölfgängiges Menü …?

Den Schnaps muss ich jetzt aber kosten. Er hat einen – nach was schmeckt er eigentlich? Nach Wald …, nein, nach Waldrand – irgenwie blumig.

Einfach himmlisch!

Hochsommer

Heute lassen wir es krachen im Café. Nachdem wir die Leberkässemmel gegessen haben, bestellt sich jeder ein Glas Sekt! Bei Hugo, weil von der weiblichen Bedienung niemand zu sehen ist. Und Hugo ist überrascht, dass uns nach Sekt gelüstet, ist auch gleich neugierig wie die Pfarrerköchin und will wissen, was es denn zu feiern gibt.

„Nein", meint Walter, „wir feiern nur, dass wir da sind. Aber du wirst heut' hoffentlich nicht allein sein oder Sus und Ulrike entlassen haben?"

Sus habe etwas Wichtiges zu erledigen, komme aber um zehn, verrät Hugo.

❧

Hans und Peter haben heute beim Kartenspiel keine Chance gegen uns. Vier „Nocken" haben Walter und ich ihnen schon verpasst.

Die Zeit vergeht. Endlich wird es zehn, Sus erscheint pünktlich, und die Sonne scheint heller.

„Aha, der Sommer kommt", stellt sie fest.

„Wie kommst du jetzt auf das, Sus?"

„Weil ihr Sekt trinkt."

Wir verstehen nicht ganz, was das mit dem Sommer zu tun haben soll?

„Ihr spielt heute das letzte Mal, weil's dann in den Sommer geht. Da müsst ihr Heu machen, habt keine Zeit zum Kartenspiel und trinkt deshalb immer Sekt. Im vergangenen Jahr war das nicht anders."

Wir sind heute wirklich das letzte Mal beim Karten Spielen. Peter kann sich aber nicht erinnern, auch im vorigen Jahr Sekt

99

getrunken zu haben. Sus klärt ihn auf, dass wir das schon seit Ewigkeiten so halten würden. Sie übertreibt wieder einmal maßlos. Selbst wenn wir das in den vergangenen hundert Jahren so gehalten hätten, wäre das keine Ewigkeit. Und Ewigkeiten schon gar nicht!

Peter ist fast sprachlos: „Was du dir alles merken kannst, Sus!"

„Ihr lasst nach, ihr fangt an zu vergessen", sagt sie frech. „Aber solange es nur der Kopf ist, der nachlässt …"

„Da geht auch sonst nicht mehr viel", wirft Melchior ein.

Wann ist denn der hereingeschlichen? „Halt dein loses Mundwerk, Melchior, sonst gibt's was!", braust Hans auf.

„Man wird wohl noch seine Meinung sagen dürfen."

„Die interessiert aber niemanden."

ↂ

Drei Frauen kommen ins Café, setzen sich ganz unten hin. Die haben wir noch nie gesehen, auch Walter kennt keine von ihnen. Hugo kennt die drei, sie wohnen in den neuen Häusern der Uhuwaldsiedlung unten. Ja, ja, Itter wächst.

Hugo warnt uns davor, allzu neugierig zu sein. Eine von dem Trio arbeite am Gericht, und eine – nämlich die in der Mitte – sei eine Masseurin. Eine Masseuse? Allein dieses Wort bringt unsere Fantasie in Schwung.

Sus flitzt wieder herein, bringt den drei Frauen Tee und Brezen. Wir bestellen noch ein Bier.

„Besäuft ihr euch heute mit Absicht?", fragt sie.

„Ja, Sus."

„Dass ihr mir dann halt nicht zu randalieren anfängt." Das ist eine richtige Warnung.

„Sonst müsste ich einschreiten." Das ist jetzt schon fast eine Drohung. Alle wissen, was ein Einschreiten von Sus bedeutet. Vor zwei Jahren schritt sie einmal tatsächlich ein. Hias musste

100

es schmerzlich erfahren. Sie packte das schmale Bürschchen an beiden Ohren und hielt ihn fünf Sekunden lang in der Luft – zehn Zanti über dem Boden! Er wehrte sich nicht, weil ihm der Mut dazu fehlte (und immer noch fehlt). Er hing nur schlaff herunter. Die Strafe war verdient, Hias hatte in seinem Rausch ein Bierglas an die Wand geschmettert. Ab und zu sieht man ihn aber trotzdem im Café. „Passt schon, Sus", soll er damals gesagt und sich die Ohren gerieben haben. Seither hat man von keinen größeren Ausschreitungen mehr gehört. Dass einer A sagt und B meint, das gibt's natürlich immer wieder, sonst wäre unser Leben viel zu friedlich, vielleicht sogar langweilig.

Sus kommt wieder in unsere Nähe. „Ihr werdet mir abgehen", sagt sie und zerzaust allen vieren die Haare.

Sus darf das, es tut sogar gut.

❧

René erscheint, setzt sich auf einen Barhocker. Von seinem erhöhten Sitzplatz aus schaut er uns unentwegt zu.

„Gibt's was, René?" Walter.

„Nichts, ich überlege nur."

„So? Und was überlegst du?" Ich.

„Ob ich das glauben kann."

„Was glaubst du denn nicht gern?" Wieder Walter.

Er schaut uns prüfend an. Plötzlich wird mir ganz heiß, René weiß etwas. „Wenn ich euch so sehe beim Karten Spielen …"

„Und was passt dir nicht, René?" Hans ist richtig laut geworden.

„Dich betrifft es nicht, nur zwei von euch …" Nun weiß ich genau, dass er etwas weiß. „Ihr seid in Innsbruck gesehen worden."

„Wer?", reagiert nun Walter.

101

„Du und noch einer."

Es ist so weit. Wir kommen nicht mehr aus. Wir werden es zugeben müssen. Dem Melchior sieht man es direkt an, wie er die Ohren spitzt, auch diese drei Damen sind aufmerksam (= neugierig) geworden und schauen herüber.

„Ich glaub' es einfach nicht", sagt er lachend. Wenn er doch nicht so laut reden würde! Sus kommt wieder herein vom Geschäft. „Sus, hör zu, ich sag' dir was". René, der Schuft!

„Sepp und Walter gehen ins Fitness-Studio!"

Alle halten die Luft an.

Bei mir setzt das Herz kurz aus.

Dann aber verblüfft Sus uns alle. „René", sagt sie, „tu nicht so geheimnisvoll, weil erstens weiß ich das schon lange, und zweitens: Ich geh' auch!"

Jetzt ist René sprachlos. Mein Herz schlägt wieder, aber verblüfft bin auch ich. Sus geht ins Fitness-Studio? Hat sie das jetzt nur so gesagt, oder geht sie tatsächlich?

„Sus, red keinen Schmäh", fasst sich Peter als Erster.

„Du glaubst das nicht, Peter?"

„Na ja …"

„Sonst wär mein knackiger Arsch längst dahin", meint sie trocken und wackelt aufreizend mit den Hüften. Sie soll aufhören damit, wir sind auch nur Männer! Aber was sie gesagt hat, stimmt. Sie hat einen solchen, ein Prachtstück!

Für's Erste ist die Lage entschärft, aber diese Nachricht wird die Runde machen! Sus hat uns gerettet. Durch sie ist die Bombe zu einem Bömbchen geworden.

❧

René ist gegangen. Gut so, er hätte uns sonst womöglich „fertiggemacht". Auch Melchior ist verschwunden.

„Sus, du hast dich für uns eingesetzt, warum hast du das getan?"

102

„Weil ich euch mag."

Eine wohlige Wärme umschmeichelt mein Herz, erfasst den ganzen Körper. Walter deutet Richtung Sus eine Umarmung an. Hans und Peter, unsere Spielpartner, scheint das Ganze zu langweilen. „Können wir weiterspielen?", drängt Peter.

„Ja, ja, wir spielen schon."

Doch das Kartenspiel bleibt zweitrangig. Sus mag uns! Sie hat das neben anderen verkündet. Nun ist sie schon wieder im Geschäft draußen, verkauft Lebensmittel. Hugo hat zwei ganz Tüchtige erwischt. Sus und Ulrike. Beide sind sie auf ihre Art schön, aber doch ganz verschieden. Gelegentlich sieht man auch noch eine Dritte, ihren Namen weiß ich allerdings nicht. Endlich ist Sus wieder da.

„Sus, komm einmal. Sag ganz ehrlich, bist du schon einmal in einem Fitness-Studio gewesen?"

„Ja", gesteht sie, „wir gehen jede Woche zwei Mal. Vanessa geht auch mit."

Also doch!

„Aber das Gerede jetzt. Du, Walter, wir können uns auf etwas gefasst machen."

„Wir werden es schon aushalten", meint er gelassen.

❧

„Heute gehen mehr ins Studio, als man glauben möchte", weiß Sus. „Alle wollen jung und schön bleiben", fügt sie noch hinzu. Ja, dieser Traum von ewiger Jugend und bleibender Schönheit, der steckt ganz tief im Menschen drin. Und da will oder muss mancher halt ein bisschen nachhelfen.

„Warum gehst du trainieren, Sus? Du bist doch noch schön und ..."

„Spar dir das Honigschmieren, Sepp. Ich geh' wegen der Fitness." Da muss schon etwas dran sein, Sus würde sich nicht einfach hineinlegen lassen.

103

„Ihr habt alle einen Vogel", sagt Peter und bringt damit die Meinung des ganzen Dorfes zum Ausdruck. Hans pflichtet ihm bei. „Seit ihr zwei", er meint Walter und mich, „an die Jungen übergeben habt, seid ihr auch keine richtigen Bauern mehr. Ich hab angefangen, Radl zu fahren, und jetzt schämt ihr euch nicht einmal, in so einen … einen Vergnügungstempel zu gehen." Hans pflichtet ihm bei.

Wären wir vier nicht schon lange befreundet, müsste ich jetzt Klartext reden mit denen. Ich müsste ihnen sagen, dass Bauern ihres Schlags zum Untergang des Bauernstands beitragen. Nur Geld und Profit im Kopf, immer den anderen übertrumpfen wollen und ja keine Macht aus der Hand geben!

„Sepp, bist du noch da? Du musst ihm den Trumpf zeigen", mahnt mich Walter.

Also zeige ich Peter die … Eichel-Sau. Hans hat mit seinen sturen Ansichten meine gute Stimmung ein wenig gedämpft, fast ruiniert.

„Seid ihr am ersten Mai daheim?", fragt Peter. „Da kommen wir."

„Ja, wir werden auf euch warten."

Am ersten Mai geht die Musikkapelle von Haus zu Haus. Darauf freut man sich.

≈≈

René hat verkündet, dass wir in Innsbruck gesehen worden wären! Werden wir bespitzelt? Hat jemand Spione auf uns angesetzt? Der oder die muss auch gesehen haben, dass wir ins Fitness-Studio gegangen sind.

Ach was, scheiß der Hund drauf! Wir gehen ins Fitness-Studio – und aus!

„Sus, was hast du für Kuchen draußen?"

„Sacher, Apfelschnitten, Nuss, Erdber, Bischofsbeutel …"

104

„Bring jedem ein Stück – und noch eine Runde Sekt! Und du trinkst auch mit!"

„Sus trinkt keinen Alkohol." Hans, der ewige Besserwisser.

„Schnaps trink' ich keinen, aber Sekt gern", korrigiert ihn Sus.

„Was wollt ihr für einen? Sagt es schnell Sus. Das geht alles auf meine Rechnung!" Ich hab' selber nicht gewusst, dass ich heute die Spendierhosen anhab'.

„Das ist für Mittag sozusagen die Vorspeise, oder Sepp?" Peter mag eine Sacher, Hans nimmt Nuss, Walter einen Bischofsbeutel – und ich Erdbeer. Die drei Frauen aus der Uhuwaldsiedlung schauen einmal. Frauen würden so etwas nie essen als Vorspeise. Weil es nur zu leicht die Figur zusammenhauen würde.

Das Kartenspielen lassen wir sein. Es ist sowieso schon halb zwölf.

Sus übertrifft sich selbst. Auf einem großen Tablett schleppt sie vier Tortenstücke und fünf Gläser Sekt. Auf jede Torte hat sie so einen glänzenden Wedel, wie ihn sonst nur Kinder kriegen, gesteckt. Direkt feierlich schaut das Ganze aus.

Dann nehmen wir alle fünf ein Sektglas und stoßen an. „Auf einen guten Sommer", sagt Sus. „Auf einen guten Sommer, und dass wir alle gesund bleiben."

Diese Sus – ist in den nächsten Tagen gemunkelt worden – hat den Kartenspielern einen Rausch angehängt, dass sie sich selbst kaum mehr gekannt hätten. Peter hat beim Einbiegen daheim den Gartenzaun gestreift, und Walter hat auf dem Heimweg irgendwo seinen Hut verloren. Und noch etwas haben alle vier gehabt: einen „schlechten Magen". Eineinhalb Tage haben sie nur „zu trinken" gebraucht. Kamillentee haben ihre Frauen ihnen verordnet. Und Sepp und Walter sind

105

ganz übergeschnappt. Die gehen ins Fitness-Studio! Zwei Altbauern, die früher kaum einmal aufgefallen sind – aber wenn Männer in die Jahre kommen … Uschi weiß das. Der Ihre hat auch diese Phase gehabt. Aber zum Glück hat das alles nicht lange gedauert, dann ist Konrad weggetreten. Sie hat nur bei der Beerdigung ein bisschen weinen müssen – danach nicht mehr.

Die Landeshauptstadt

Innsbruck ist groß. Viel größer, als wir Landmenschen uns diese Stadt vorgestellt haben. Und Innsbruck wächst angeblich jeden Tag, das jedenfalls behauptet Alfred. Alfred haben wir im Fitness-Studio kennengelernt. Vermessungstechniker sei er gewesen. Wir glauben es ihm.

❦

Auch Agathe haben wir kennengelernt – zwar nicht sehr gut, aber immerhin. Sie ist Raumpflegerin im Landhaus. Raumpflegerin, nicht Putzfrau!

Bei uns sage man Putzfrau, hat ihr Walter erklärt. Das hätte er besser nicht gesagt. Agathe redet mit ihm nur noch das Nötigste.

Nach dem Fitnessprogramm entspannen wir uns meistens bei einem Cappuccino im Café.

Nein, nicht im Landhaus bei den Politikern ist Agathe angestellt, sondern in einem anderen großen Haus. Im Landhaus wird ein ganzer Putztrupp gebraucht bei so vielen Räumen und Menschen, die tagtäglich aus- und eingehen. Zeitweise wird dort auch viel Staub aufgewirbelt, wenn Politiker aneinandergeraten, sich gegenseitig mit Dreck bewerfen und manche Schmutzkübel geleert werden. Oft arbeiten sie aber auch gut, unsere Politiker – sie wollten, wie sie sagen, ohnehin nur das Beste für uns und unser Land.

❦

Auf unsere Trainingseinheiten freuen wir uns jedes Mal, wir sind mittlerweile auch schon besser geworden. Ich erreiche

107

mit den Fingerspitzen wieder den Boden – mit gestreckten Beinen. Walter steht sich da selbst noch etwas im Weg oder besser: Sein Bauch steht im Weg.

Und nachmittags, also nach Training und Kräftigung durch ein anständiges Mittagessen, erkunden wir Innsbruck. Sie würden nicht glauben, wenn ich es nicht fest behaupten würde, wo wir das letzte Mal gewesen sind: im Botanischen Garten! Da haben wir geschaut. Diese fremdländischen Pflanzen, Blumen und Vögel. Und das Klima! Ins Schwitzen sind wir gekommen – trotz leichter Bekleidung. Agathe hat uns alles gezeigt und viel erklärt. Sie verträgt sich mittlerweile auch mit Walter wieder.

❧

Auch die Autofahrt nach Innsbruck und zurück ist kein echtes Problem mehr. Wir kennen inzwischen jede Ab- und Auffahrt und wissen, wo der Weg langgeht. Auch auf der Bergisel-Schanze sind wir schon gewesen. Da fährt ein Lift hinauf. Obwohl wir sonst nur noch gehen, sind wir ausnahmsweise gefahren. Ich weiß gar nicht, ob es dort überhaupt eine Stiege gibt – möglich ist in Inndbruck nämlich fast alles. Und oben kannst du im Café rundherum gehen.

Walter hat das Ganze nicht richtig genießen können. „Herrlich, diese Aussicht", hab' ich gesagt zu ihm. Er hat nur genickt und gemeint, es drehe sich bei ihm alles. Sekunden später ist er Richtung WC verschwunden. Ich hingegen habe es genossen, dort oben zu stehen und diesen wunderbaren Weitblick zu erleben.

Unten neben der Schanze sind wir schon einmal gestanden. Im Winter, beim Bergiselspringen.

❧

108

Eines muss ich jetzt verraten, weil es mich sehr bewegt. Manchmal recht eigenartige Ansichten haben diese Innsbrucker! Dafür haben sie keine Ahnung von der Landwirtschaft.

Gustav – er ist bei der Berufsfeuerwehr – glaubt tatsächlich diesen Scheiß, dass nicht die Menschen, sondern die Kühe das Klima beeinflussen. Er isst natürlich auch kein Fleisch, trinkt keine Milch und so weiter. Und uns hat er vorgehalten, dass wir mit immer größeren Traktoren und Güllefässern durch die Gegend fahren. Wobei: In diesem Punkt hat er nicht ganz unrecht. Immer mehr Bauern protzen mit ihren Maschinen und Traktoren. Dann hat er noch kritisiert, dass auf jeden Hügel, jeden Berg, jede Alm heutzutage ein Weg hinaufführt.

„Du Hirsch, du oberg'scheiter, halt jetzt den Mund, sonst schmier' ich dir eine!", ist Walter explodiert, und wenn ich nicht sofort dazwischengegangen wäre, hätte es wahrscheinlich Handgreiflichkeiten gegeben.

Wenn Almen nicht durch einen Weg erschlossen sind, ist die Bewirtschaftung (mit Rindviechern) sehr schwierig, wird dann nach und nach aufgegeben, und innerhalb weniger Jahre holt sich die Natur zurück, was ihr unsere Vorfahren durch mühevolle Arbeit abgerungen haben. Wanderer würden verdutzt schauen, wenn sie durch Stauden und Wald keinen Durchblick mehr hätten, und sofort mit dem Wandern aufhören.

Lena ist ganz eine andere – Verkaufsleiterin in einem großen Unternehmen mit viel Hausverstand. Sie träumt davon, in einigen Jahren einen kleinen Bauernhof zu kaufen und ihn gemeinsam mit ihrem Mann in der Pension zu bewirtschaften.

Gustav, der Kritische, hat mit Walter wieder Frieden geschlossen. Walter hat ihn auf die Alm eingeladen. „Wenn du auch ein Stadtmensch bist", hat er zu ihm gesagt, „lade ich

109

dich trotzdem ein. Weil du auch ein Feuerwehrmann bist." Und Gustav hat, zu unserer beider Überraschung, zugesagt. Walter ist auch bei der freiwilligen Feuerwehr. Eigentlich nur noch in „Reserve". Wir Alten kommen da kaum mehr mit, was an technischem Gerät bei einer Übung zum Einsatz kommt. In die Sauna gehen Walter und ich nicht, obwohl wir dürften. Einen gewissen Anstand wollen wir uns bewahren, und schwitzen können wir bei der Heuarbeit auch.

❧❧

Innsbruck in einem schmalen Buch zu beschreiben, ist für einen kleinen Bauern unmöglich. Innsbruck ist eine Weltstadt. Das ist uns so richtig bewusst geworden, als Walter und ich vor dem Goldenen Dachl gestanden sind und hinaufgeschaut haben. Ein Sprachenwirrwarr hat uns umgeben, kaum jemanden hast du verstanden, und alle Hautfarben haben wir gesehen. Was tun diese Leute alle hier?, haben wir uns gefragt. Schauen werden sie. Einfach schauen und staunen. Über diese Stadt, ganz nah umgeben von Bergen ... Und was da alles geboten wird an Veranstaltungen sportlicher, kultureller und anderer Natur.

Im Stiftskeller haben Walter und ich bei einem Glas Wein erst begriffen, dass wir stolz sein dürfen, Tiroler zu sein. Und Innsbruck erkennen wir als unsere Landeshauptstadt nun auch an – mag sie auch von unserem Heimatort siebzig Kilometer entfernt sein.

Lieben tun wir ohnehin nur unseren Heimatort Itter! Wir haben zwar keinen Flugafen, keinen Bahnhof, keine Straßenbahn, keine Olympiaschanze, kein Kino, keinen Alpenzoo, keine Universität – und doch hat es den Anschein, dass die meisten glücklich sind. Wir sind zufrieden und glücklich, weil wir wissen, dass wir das alles – wenn wir wollten – erreichen und nützen können, aber nicht jederzeit ertragen müssen. Dieser Lärm, diese Hektik, dieser Trubel – der Mensch braucht zeitweise auch Stille. Nur wenige glauben und können das. Viele ertragen Stille gar nicht.

„Walter, nicht mehr, wir müssen heimfahren!"

„Ein Glas geht noch", meint er. „So einen guten Wein hab' ich ewig nicht mehr getrunken."

Also trinken wir noch ein Glas, das letzte.

∞∞

In den vergangenen Wochen und Monaten haben Walter und ich uns verändert. Wir sehen die Welt mit anderen Augen. Wir schämen uns nicht mehr, im Fitness-Studio trainiert und danach unsere Landeshauptstadt erkundet zu haben. Wir haben also tatsächlich etwas getan für Körper und Geist. Meine rechte Schulter spüre ich kaum mehr, und Walters Fülle ist um gute drei Kilo geschrumpft.

Noch etwas Entscheidendes hat sich ereignet. Etwas, das wir zuerst in dieser Form kaum für möglich gehalten hätten: Brixentaler und Innsbrucker vertragen einander! Auch Psyche haben wir fast die gleiche – naja, ein paar arrogante Typen haben wir schon auch getroffen. Wir haben ihnen recht gegeben, uns dabei aber „blöder Angeber" gedacht.

„Du bist so still", fällt es Walter auf.

„Ich denke nach."

„Über was?"

„Über alles."

„Was, über alles?"

„Was wir in den letzten Monaten gesehen und erlebt haben."

„So ...?"

∞∞

111

Zuletzt schauen wir noch beim ORF Tirol vorbei. Auf einem ansteigenden Steg – obwohl kein Bach darunter ist – geht es hinein. Gleich hinter der Tür sitzt linker Hand hinter einer Glasscheibe eine Dame. Forsch schaut sie uns an, und wir bremsen unwillkürlich unseren flotten Schritt. Ob wir angemeldet sind, will sie wissen.

„Nein, sind wir nicht." Wir wollen nur schauen. „Und Rundfunkgebühr zahlen wir auch", fügt Walter noch schlagfertig hinzu.

Ein komischer, fast runder Bau ist das, große Nirostarohre sind der Blickfang. Eine breite Stiege führt nach oben, uns hat das Interesse aber bereits verlassen.

Wir haben schon wieder gehen wollen, da sind wir doch noch entschädigt worden. Eine Fernsehsprecherin von „Tirol heute" ist die Stiege heruntergeschwebt und hat uns zugewinkt. Das sind Momente, die vergisst du nie mehr!

❧

Wir sind heimzu unterwegs – fast ein wenig wehmütig. Das halbe Jahr ist um, unser Fitnessabenteuer zu Ende. Ein paar Freunde haben wir gewonnen und tiefe Einblicke in das komplizierte Gefüge einer Großstadt und deren Bewohner.

„Heute schauen wir noch einmal bei Greti vorbei." Walter.

„Warum?"

„Weil es das letzte Mal ist."

Also fahre ich, wie beim ersten Mal, bei Kramsach von der Autobahn ab. Unter den Kastanienbaum in Kundl setzen wir uns und bestellen ein Bier, dann fragt Walter die Kellnerin nach Greti. „Die ist drei Wochen auf Kur in Baden."

Hastig schüttet Walter das Bier in sich hinein, und wir fahren wieder.

❧

112

Eine Sorge – Sorge ist vielleicht nicht der richtige Ausdruck, aber man weiß bei den Frauen ja nie, was auf einen zukommt –, eine leise Befürchtung haben wir beide. Unsere Frauen haben sich, was unser Fitnessabenteuer betrifft, auffällig ruhig, zu ruhig verhalten. Die haben etwas geplant. Etwas vielleicht in derselben Art, es kann aber auch ganz etwas anderes sein. Hoffentlich werden unsere finanziellen Grenzen nicht gesprengt.

Sus und Ulrike haben wir schon lange nicht mehr gesehen, das werden wir in den nächsten Tagen ändern. Der Sturm der Entrüstung über unser Fitnessabenteuer hat sich inzwischen auch wieder gelegt. Theo hat mir anfangs einmal ins Gesicht gesagt, dass er nicht mehr redet mit mir. Dora hat abfällig gemeint, dass bei uns Alten auch so ein Fitnesszauber nicht mehr hilft, und Leni hat entsetzt geflüstert: „Dass ihr euch so etwas nur traut!"

Ein Wochenende in einem Thermalbad oder Ähnliches würden wir unseren Frauen schon gönnen. Sie arbeiten das ganze Jahr brav und tüchtig und sind immer für uns da. Aber sie verraten nicht, was in Planung ist.

Auch Walter ist aus Apollonia nicht schlau geworden. „Etwas steckt im Busch", sagt er, „aber sie sagt nicht, was." Die Meine verrät genauso wenig. Gestern hab' ich allerdings etwas gesehen. Ob dieser Prospekt mit Absicht oder aus Vergesslichkeit in der Stube liegen geblieben ist, weiß ich nicht. Ich habe ihn überflogen. „Dreitagesrundfahrt zu den schönsten Adventmärkten Österreichs" ist draufgestanden. Mir ist ganz mulmig geworden. Ich werde mir die neue Krawatte schnell noch kaufen, denn danach geht lange nichts mehr.

✌✎

Walter und ich betreten das Dorfcafé durch den Seiteneingang, setzen uns an den hintersten Tisch und warten. Welche

113

Bedienung hat heute Dienst? Hoffentlich nicht Hugo. Vier Leute sitzen an einem vorderen Tisch und trinken Tee. Plötzlich öffnet sich die Tür vom Geschäft herein, und sie erscheint.

„So, hier sind die vier Bre…". Sus bricht den Satz ab, hat uns gesehen. Sie ist den Sommer über noch schöner geworden. Sie stellt den Leuten die Brezen hin und kommt dann mit offenen Armen auf uns zu. „Da seid ihr ja wieder," freut sie sich und drückt uns an ihren Busen – ein in jeder Hinsicht gewaltiges Erlebnis! „Jünger seid ihr geworden", stellt sie fest.

„Wir wollen ja noch länger beachtet werden von dir."

„Nicht ich bin wichtig, euren Frauen müsst ihr imponieren!" Sus hat nicht ganz unrecht, auch unseren Frauen sollen wir wenigstens ein bisschen gefallen. „Habt ihr viel erlebt in Innsbruck?"

„Viel erlebt und gesehen. Wir kennen Innsbruck jetzt in- und auswendig."

„Jetzt übertreibt ihr aber …"

„Nein", kommt mir Walter zu Hilfe, „wir haben uns nach dem Fitnessprogramm Innsbruck gut angeschaut."

„So, so …"

„Frag uns etwas über Innsbruck. Wir können Dir alles sagen."

Sie überlegt kurz. „Wo steht die Annasäule?"

„Die Annasäule? Die … also, die … der heiligen Anna?"

„In Innsbruck." Walter.

„Wo in Innsbruck?"

„Die Annasäule …?" Jetzt stehen wir da. Walter wirft Sus vor, gemein zu sein: „Frag etwas Ordentliches!"

„Gut! Wo steht die Olympiaschanze?"

„Auf dem Bergisel", antworten wir beide zugleich.

„Ihr wisst tatsächlich alles", lobt sie uns. „Jetzt muss ich aber wieder etwas arbeiten."

„Bring uns ein Bier und auch eine Breze." Genüsslich lehnen wir uns zurück. Wir sind wieder daheim!

114

Literarischer Nachschlag

Dunkle Wolken

Um halb sechs sind sie heute aufgestanden, haben gefrühstückt, danach sind sie losgefahren und jetzt schon ein gutes Stück heroben. Zwei Stunden werden sie aber noch leicht brauchen bis zum Gipfel. Sie gehen auf den Sechserkogel. Jahrelang hat sie sich gewünscht, wieder einmal auf diesen Berg, auf diesen Gipfel zu steigen. Als Mädchen war sie einmal mit ihrem Bruder oben. Danach haben ihre Eltern geschimpft. „Für Mädchen ist das nichts", sagte ihre Mutter, „und gefährlich ist es auch."

Ja, es gibt dort eine ganz schmale Stelle, kurz bevor man den Gipfel erreicht. Der „Teufelsgrat" ist sie benannt, da geht es links und rechts leicht hundert Meter fast senkrecht hinunter. Ein kurzer Schwindel oder ein falscher Schritt, und du bist verloren.

Immer wieder hat sie Werner darauf angesprochen, diese Bergtour zu machen. Und heute gehen sie tatsächlich. Sie hat allerdings schon auch ein wenig raffiniert vorgehen müssen und gestern abends zusätzliche Streicheleinheiten eingelegt. Das mag Werner. Danach ist sie noch einmal kurz aufgestanden und hat die nötigen Sachen für die Bergtour in die zwei Rucksäcke gepackt. Die Jause hat sie in der Früh dazu gegeben.

◈

„Rasten wir einmal kurz? Ich will etwas trinken."

„Ja, auch ich hab' Durst," sagt Werner, und sie setzen sich. Ein schöner Tag ist heute, und die Aussicht wunderbar. Tief unten fließt, glänzend wie ein silbernes Band, der Inn.

„Magst du die Wurstsemmel jetzt oder weiter oben?"

117

„Weiter oben."

„Ah … so ein schöner Tag – oder?"

„Ja", sagt Werner. Recht gesprächig ist er nicht, aber Werner ist auch kein Bergmensch. Er kommt aus der Stadt. Vor dreißig Jahren haben sie einander kennengelernt. Er schwitzt schon ordentlich. Oben kann er das Hemd wechseln, sie hat alles dabei.

„Also, packen wir es wieder."

„Ja", sagt er, und sie gehen wieder weiter. Er hätte nicht zusagen sollen. Aber Hannelore ist gestern Abend raffiniert vorgegangen. Erst im Nachhinein hat er begriffen. Aber da hatte er seine Zusage schon gegeben. Er tut nur so, als wäre heute ein schöner Tag, weil sie auf diesen Berg steigen. In jungen Jahren war er schon einmal auf diesem Gipfel. Das hat ihm genügt. Dieses stundenlange Bergaufgehen – und dann auch wieder herunter. Knapp vor dem Gipfel, sagt er sich, musst du noch höllisch aufpassen, da geht es links und rechts fast senkrecht hinunter.

❦

Mehr als zwei Stunden sind sie jetzt schon unterwegs, eine Stunde werden sie noch brauchen. Kein einziger Wanderer ist außer ihnen unterwegs, die kommen alle erst später. Der Lebensrhythmus der Menschen hat sich verändert. Vor Mitternacht gehen sie heutzutage nicht ins Bett, und in der Früh kommen sie dann nicht aus den Federn.

Beim Aufstieg zu Mittag wundern sie sich, dass die Sonne so heiß herunterbrennt. Heute ist es ihm nur recht, dass Hannelore und er allein sind. Wer weiß, was noch alles geschieht?

„Wir sind wohl die Ersten, kein Mensch zu sehen sonst," stellt Hannelore fest.

„Ja, kein Mensch", gibt Werner ihr recht.

„Die werden alle erst später kommen."

„Ja", sagt er.

Spärlich ist ihre Unterhaltung. Aber gehen und reden, das verträgt sich nicht gut. Obwohl – sie reden auch kaum mehr, wenn sie nicht gehen. Die letzten Jahre ist ihnen der Gesprächsstoff langsam ausgegangen. Oft ist Werner auch gar nicht da. Beruflich ist er unterwegs, sagt er. Es sind ihr aber schon Zweifel gekommen – manchmal. Andererseits hat sie mehr Freiheit, wenn Werner nicht da ist, da kann sie tun und lassen, was sie will. Schon öfter hat sie sich bei dem Gedanken ertappt, dass sie auch ohne Werner gut leben könnte.

Verdammte Plagerei! Werner denkt es sich nur. Warum bloß müssen sie heute auf diesen Berg steigen? Warum hat er sich gestern überrumpeln lassen? Hinterhältig ist seine Frau vorgegangen. Das wird er ihr abgewöhnen müssen. Oder soll er sie einfach lassen und seine eigene Wege geh'n? Gemeinsamkeiten haben sie ohnehin nicht mehr viele. Er weiß auch nicht, was Hannelore alles treibt, wenn er beruflich unterwegs ist. Aber eigentlich ist es ihm ziemlich egal. „Wie lange werden wir noch brauchen?"

„Eine Stunde noch", sagt Hannelore.

❧

„Eine Stunde …" Er wird auch die noch aushalten. Aber noch einmal lässt er sich nicht hereinlegen. Dazu wird es aller Wahrscheinlichkeit auch gar nicht mehr kommen.

„Jetzt essen wir die Semmeln." Werner hat Hunger. Käswurst hat sie in seine Semmel gegeben, das ist gut so. Hannelore wusste schon, was er mag, nicht nur beim Essen. Aber es rührt sich nichts mehr, fast nichts mehr. Ein, zwei Mal im Jahr, das ist wenig. Viel zu wenig! Innerer Zorn packt ihn. Er wird die Gelegenheit nützen – oben. Und allein heimkehren.

❧

119

Was er wohl denkt? Hannelore kennt das, wenn Werner scharf über etwas nachdenkt. Eine steile Falte bildet sich dann auf seiner Stirn.

Das Latella schmeckt gut zur Wurstsemmel. Sie hat zufällig noch zwei im Kühlschrank gehabt. „Passt gut zusammen", sagt sie.

„Ja", meint Werner. „Was passt überhaupt gut zusammen?"

Aha, er hat zuerst gar nicht gehört, was sie gesagt hat. Das treibt sie oft zur Weißglut, dieses nicht Zuhören. „Wurstsemmel und Latella."

„Wurstsemmel und Bier würde auch passen."

Verdammter Säufer! Immer denken Männer nur an Bier. Ausrotten sollte man sie, ausnahmslos. Heiße Wut erfasst sie. Sie hat liebevoll die Jause hergerichtet und eingepackt, und dann sagt dieser Narr, Wurstsemmel und Bier würden auch passen.

„Hast du etwas? Ist dir zu heiß?"

Sie muss sich innerlich beruhigen, sonst merkt er etwas. „Nein, nichts", sagt sie nur.

„Du hast einen roten Kopf."

„Herrgott na, dann hab ich halt einen roten Kopf!"

Danach wird schweigend fertig gegessen.

❧❦

Ein paar weiße Wolken ziehen über den Himmel. Leicht reizbar ist Hannelore heute. Gibt es einen Grund dafür? Sie müsste ruhig und zufrieden sein, gehen sie doch heute gemeinsam auf den Berg. Sie führt etwas im Schilde, sonst wäre sie nicht so …

Er hat manchmal das Gefühl, sie nicht mehr zu kennen. Sie haben sich entfremdet in den letzten Jahren und Jahrzehnten! Plötzlich – von einer Sekunde auf die andere – ist er da, der Verdacht! Ein fürchterlicher Verdacht: Hannelore will ihn heute loswerden. Der Teufelsgrat wäre die richtige Stelle. Kein Mensch würde Verdacht schöpfen, weil jeder weiß, wie schmal und gefährlich diese Stelle ist. Nur darum hat sie es gestern abends so darauf angelegt, dass er heute mitgeht!

Er bleibt stehen, schaut sie an. Ihre Miene verrät nichts. Aber er wird auf der Hut sein, sie dann vor sich gehen lassen, oben beim Teufelsgrat. Was Hannelore plant, könnte er dann ausführen. Die Folgen würden dann umgedreht sein. Und kein Mensch könnte ihm etwas beweisen.

❧

Es zieht ein bisschen zu, dunklere Wolken gesellen sich zu den weißen. Es wird doch heute kein Gewitter kommen?

„Es zieht ein wenig zu", sagt Hannelore, „aber wir haben nicht mehr weit."

„Ja", sagt er, „so ist es."

Eine Viertelstunde, höchstens zwanzig Minuten, werden sie noch brauchen. Zehn Minuten bis zum Teufelsgrat.

Auf einmal fürchtet sie sich davor, vor dieser schmalen Stelle. Ein falscher Tritt … Doch sie will leben! Warum hat sie Werner zuerst so angeschaut? Einen lauernden Gesichtsausdruck hat er gehabt. Beinahe zum Fürchten. Plötzlich – von einer Sekunde auf die andere – ist er da, der Verdacht! Ein fürchterlicher Verdacht: Werner will sie heute loswerden! Der Teufelsgrat wäre die richtige Stelle. Kein Mensch würde Verdacht schöpfen, weil jeder weiß, wie schmal und gefährlich diese Stelle ist. Deshalb hat er gestern so leicht zugesagt, weil er heute vorhat, sich von ihr zu trennen. „Alpine Scheidung" sagt man dazu, hat sie einmal gehört.

Hannelore beginnt leicht zu zittern, muss stehen bleiben.

„Was hast du?" Er.

„Nichts", sagt sie. Aber wehe dir! Sie wird auf der Hut sein, ihn dann vor sich gehen lassen, droben am Teufelsgrat. Und

121

kein Mensch könnte ihr etwas beweisen. Im umgekehrten Fall aber auch nicht!

Ein Gewitter zieht auf.

❧

Bericht in der TT: Heute haben zwei Wanderer kurz unterhalb des Sechserkogels eine grausige Entdeckung gemacht: Zwei Leichen, ein Mann und eine Frau, sind wahrscheinlich schon vor Tagen vom Blitz tödlich getroffen worden. Die Bergrettung hat die beiden Leichen geborgen und den Abtransport ins Tal veranlasst. Die Identität der beiden Toten steht noch nicht fest.

Nachbarschaftsdienst

Weil er gesagt hat, ich solle abends doch auf ein Bier bei ihm vorbeikommen, deshalb besuche ich ihn jetzt. Die Tür ist abgesperrt – ich läute. Weil sich nichts rührt, läute ich noch einmal. Er wird doch nicht vergessen haben, dass er mich eingeladen hat? Nein, ein drittes Mal werde ich nicht läuten, dann werde ich nach Hause gehen.

Fünf Schritte bin ich schon vom Haus entfernt, da höre ich, dass die Tür geöffnet wird.

„Ah, das bist du ja", sagt er, „komm doch herein!"

Wir gehen ins Haus. Meine Schuhe ziehe ich aus, obwohl er sagt, das brauche ich nicht zu tun. In der Küche setzen wir uns an den Tisch, dann steht er auf, um Bier zu holen. Bier trinke ich sonst ganz selten, aber wenn man schon eingeladen ist … Sauber hat er es, kein Stäubchen ist zu sehen. „Ich hab' nur dunkles Bier da", entschuldigt er sich. „Macht nichts", sage ich, „ich trinke sonst auch meistens Dunkles." – „Etwas zum Knabbern brauchen wir auch noch", meint er, „oder hast du richtigen Hunger?" – „Nein, nichts herrichten", wehre ich ab. „Ich hätte genug da", versichert er. Nun trinken wir Bier und knabbern ein bisschen von den Soletti.

„Dir geht es gut", sagt er. Ist das nun eine Frage oder eine Feststellung?

„Ja, es geht wieder bergauf."

„Wieso sagst du bergauf? Bist du unten gewesen?"

„Nicht ganz, aber die Grippe hat mich lange verfolgt."

„Das wird wieder", sagt er tröstend, „mir geht es nicht so gut."

123

„So – fehlt dir etwas?" Er nimmt einen großen Schluck, dann schweigt er. Ein bisschen komisch ist er heute. Ich kenne ihn zwar nicht gut, habe ihn aber als fröhlichen Typen in Erinnerung. Fröhlich wirkt er heute ganz und gar nicht.

„Sauber aufgeräumt hast du alles, gemütlich!"

„Ich mag es sauber," unterbricht er mich, „in jeder Beziehung."

„Wie lang ist es her, dass deine Frau gestorben ist?"

„Vier Jahre und drei Monate", fügt er noch hinzu. So lang schon? Rita ist damals ganz überraschend gestorben. Einfach so, über Nacht.

„Und das Alleinsein macht dir nichts aus?"

Er schaut mich an, fast böse ist sein Blick. Ich hätte nicht anfangen sollen von seiner Frau. „Du magst auch noch eines", meint er dann und holt zwei Bier.

❧

„Deine Geschäfte gehen gut, nehme ich an", wechsle ich das Thema.

„Ja, die Geschäfte schon …" Er hast etwas auf dem Herzen, das merke ich deutlich. Aber er wird schon herausrücken damit. Oder auch nicht. Allzu lange werde ich sowieso nicht bleiben.

Draußen klappert etwas. „Das ist nur der Wind," sagt er.

„Morgen soll ja ein Tief kommen, hab' ich im Radio gehört."

„Ja, ja, die raten nur herum. Ich glaub', es kommt in der Nacht noch etwas." Geheimnisvoll schaut er mich an.

„Was soll in der Nacht noch kommen?"

„Du wirst schon sehen."

Ein mulmiges Gefühl erfasst mich. Er ist heute ganz anders. „Ich werde dann wieder gehen."

„Du musst mir noch etwas helfen davor."

„So, etwas helfen? Was ist es denn?"

124

Er blickt nach oben. „Sie liegt oben", sagt er. Sie liegt oben – was meint er damit? „Sie ist zu schwer für mich allein."

„Hast du eine Truhe voll Geld oben?"

„Nein, es ist keine Truhe."

Wie er mich anstiert, der ist nicht mehr ganz richtig im Kopf. „Ich geh' jetzt", sage ich und steh' auf.

„Nein, du gehst noch nicht", erwidert er und holt einen Schlüssel aus seinem Hosensack. „Ich habe hinter dir abgesperrt."

Kalt läuft es mir über den Rücken. Ich muss hinaus aus diesem Haus – oder ihn überwältigen, dann den Schlüssel …

„Ich tu' dir nichts, du musst mir nur helfen."

„Was genau soll ich dir denn helfen?"

„Die Stiege ist das Problem, da bring' ich sie allein nicht herunter."

„Hast du eine Kranke dort oben?" Erleichtert bin ich. Eine kranke, schwere Frau wird im Zimmer oben liegen.

„Nein, krank ist sie nicht. Die spürt gar nichts mehr."

⁜

Also doch! Wut packt mich. Ich werde ihn niederschlagen.

„Halt dich zurück," warnt er mich, „du würdest es bereuen."

Ich überlege …

„Ich hab' Handschuhe, auch für dich."

Der hat alles geplant und mich deshalb eingeladen. Wenn ich aber nicht gekommen wäre? Er hat aber damit gerechnet, hat es gewusst, dass ich kommen werde – auf ein Bier. „Gib mir den Haustürschlüssel."

Er hält ihn noch in der Hand. „Nein", sagt er und steckt ihn wieder in den Hosensack. Draußen hört man wieder den Wind. „Die Fensterläden", stellt er fest. „Nächstes Jahr mach' ich neue. Es wird nichts besser."

125

Der ist ganz ein kalter Hund, redet belangloses Zeug – und hat eine Leiche im Haus herumliegen! Und hält mich gefangen. Ich soll ihm helfen, die Tote aus dem Haus zu schaffen. „Warum?" fällt mir ein. „Warum wirfst du sie nicht einfach bei der Stiege herunter, wenn sie sowieso schon tot ist?"

„Sie könnte sich etwas brechen dabei." Fast muss ich lachen. „So etwas kann man nachweisen. Auch nach langer Zeit. Kleinere Druckstellen fallen kaum auf."

Das ist ein richtiger Verbrecher, der kennt sich aus!

„Du musst sie dann behutsam anfassen."

„Ich werde sie gar nicht anfassen!"

„Dann warten wir halt. Nimm von den Soletti, Bier brauchen wir auch noch."

❧

Er geht Bier holen.

Das ist meine Chance!

Mit ein paar Schritten bin ich draußen im Gang, bei der Haustür. Sie lässt sich nicht öffnen. Verflucht!

„Bleib noch! Wir trinken noch ein drittes Bier, dann hilfst du mir. Ist ja nur ein Nachbarschaftsdienst, ein kleiner. Du weißt nicht, ob du nicht auch einmal Hilfe brauchst."

„Aber sicher keine Hilfe solcher Art!" Der Mann wirkt so gefasst, so eiskalt. Wir weit würde er gehen, wenn ich mich strikt weigere, ihm zu helfen? „Warum ist die Frau überhaupt tot?"

„Wir haben es zu arg getrieben." Ein Lächeln umspielt seine Lippen.

Schwein, verdammtes! „Ich werde dich anzeigen."

„So!?", sagt er nur und schaut mich an. „Ich weiß, das wird keine schöne Arbeit, bis wir sie im Auto haben. Hast du einen schwachen Magen?"

„Ich hab' so etwas noch nie gemacht."

126

„Bringen wir es gleich hinter uns, das Bier trinken wir dann danach."

„Ich trink' danach kein Bier mehr."

Schweigend sitzen wir ein Weilchen da. Wie hab' ich nur in diese verdammte Lage kommen können? Aber wenn ich da noch heil herauskomme, dann werde ich dafür sorgen, dass dieser Verbrecher seine gerechte Strafe erhält.

❦

Er steht auf. „Komm", sagt er nur. Ich stehe auch auf. Aus einer Küchenschublade holt er zwei Paar Plastikhandschuhe, eines reicht er mir. „Du kannst sie auch oben überstreifen", sagt er, als ich mich nicht rühre. „Komm!", wiederholt er, und wir steigen langsam die Treppe hinauf.

Ich beteilige mich an einem Verbrechen!

Ich bekomme kaum noch Luft. Meine Füße, ich kann sie kaum noch heben. Setzen muss ich mich, auf eine Treppenstufe. Alles sehe ich nur noch verschwommen.

Er geht zwei Stufen herunter, setzt sich neben mich. „Das wird schon wieder", höre ich ihn, „das geht vorbei." Nach einer Minute, oder vielleicht zwei, wird es wieder heller, ich sehe wieder klar. „Komm, wir gehen jetzt hinein", sagt er. „Du kannst ja zuerst die Augen zumachen."

Beide stehen wir auf, steigen die letzten Stufen hinauf. Dann öffnet er die Zimmertür und geht hinein. „Komm herein, sie tut dir nichts."

Mit geschlossenen Augen gehe ich hinein.

❦

„Bravo, Klaus! Fantastisch! Sensationell!" Der Applaus will gar nicht enden. Noch einmal muss Klaus vor den Vorhang. „Bravo!"

127

Klaus ist unser Neuer beim Theater.

Er spielt die Hauptrolle in der Kriminalkomödie „Mord im Stiegenhaus".

Klaus spielt das erste Mal Theater, offiziell.

Er ist mein Nachbar und hat mich geschockt.

Das ist sozusagen sein Gesellenstück gewesen.

„Darf ich bei euch einmal mitspielen?", hat er dann gefragt.

Klaus darf!

Kuhgeflüster

„Stella, schläfst du schon?"

„Nein! Was ist?"

„Ich kann nicht schlafen. Fühl' mich nicht wohl. Ich kann mir denken, warum."

„Du denkst richtig."

„Der alte Stall wäre mir viel lieber."

„Mir auch. Aber der Bauer meint, es geht uns nun besser. Weil wir nicht mehr angebunden sind."

„Aber ich fürchte mich vor Britta. Sie kann jeden Moment kommen und mir meinen Platz streitig machen. Auch beim Tränkebecken muss ich manchmal lang warten, bis sie den Platz frei macht."

„Ja, Britta ist böse. Sie zeigt uns allen, dass sie die Stärkste ist. Aber sie gibt viel Milch, deshalb liebt sie der Bauer."

„Vor vierzehn Tagen habe ich im Radio zufällig gehört, dass bei uns wieder mehr Milch produziert worden ist. Wir geben ja alle viel mehr Milch – bei dem vielen Kraftfutter, das wir fressen müssen. Und trotzdem ist es nie genug. Der Mann im Radio hat gesagt, weil bei uns die Bauern kein Getreide anbauen können, müssen wir Milch produzieren. Gleichzeitig jammert der Bauer, dass der Preis für unsere Milch schlecht ist."

„Ich, Dora, hab' im Radio gehört, dass sie jetzt überall diese neumodischen Laufställe bauen. Die Bauern kriegen da viel Geld als Zuschuss. Laufställe! Diese Planer und Macher glauben auch noch, sie tun uns etwas Gutes damit. Dabei fühle ich mich gar nicht wohl auf diesem Spaltenboden – oft im Dreck, und immer habe ich Angst vor den Stärkeren."

„Dafür, Dora, kannst du dich frei bewegen. Ich wäre lieber einige Stunden angehängt und hätte meine Ruhe. Wahrscheinlich ist es aber so besser."

„Nein, mir hat es vorher besser gefallen. Aber die Menschen werden doch wohl gescheiter sein als wir Kühe."

„Ich bin mir da nicht sicher."

„Aber dann wären die Menschen, die alle diese Bestimmungen machen, ja gar keine gescheiten Menschen."

„Nie mehr redet der Bauer mit mir oder streichelt mich. Wir haben jetzt ja diese automatischen Bürsten."

„Stella, wir sind nur noch Nummern, für die der Bauer Geld bekommt. Ich hasse den Bauern!"

„Das darfst du nicht denken!"

„Ich werd' ihn auf die Hörner nehmen."

„Wir haben ja gar keine Hörner mehr. Dora, schlafen wir jetzt."

„Ich kann nicht schlafen."

„Dann stellen wir uns schlafend."

„Ich will es versuchen. Stella!"

„Was ist denn, Dora?"

„Ich kann nicht vergessen, dass die anderen mein Kalb zertrampelt haben."

„Ja, das ist traurig."

„Am nächsten Morgen hat mich der Bauer angeschrien. Ich kann aber auch nichts dafür, dass mein Kalb zwei Tage früher gekommen ist. Sonst hätte er mich in eine separate Box gesperrt, hat er geschrien."

„Dora, versuchen wir trotzdem zu schlafen."

„Ja, Stella, versuchen wir es."

Die Überraschung

Für den vierzehn Jahre alten Peugeot bot ihm der Gebrauchtwagenhändler höchstens fünfhundert Euro. Angeblich würde es sich nicht mehr auszahlen, den Wagen pickerltauglich herzurichten. In Österreich würde auch niemand so eine Kiste kaufen. Wenn überhaupt jemand Interesse zeigen sollte, dann würde das am ehesten Richtung Bulgarien gehen!

⌘

„Dimitar! Hörst du nichts? Zdravko kommt. Zdravko und Radka und die Kinder."
„Braucht er wieder Geld?"
„Denk nicht gleich so über ihn. Zdravko ist tüchtig."
„Ja schon, aber ..."
„Er hat am Telefon gesagt, sie hätten eine Überraschung."
„So, eine Überraschung?"
„Zieh dir die bessere Hose an! Heute ist Sonntag, außerdem kommt Zdravko."
„Ja, ja ..., was er wohl heute für eine Überraschung hat?"

—

„Opa, Oma!"
„Grüß euch, Kinder. Was gibt es denn?"
„Kommt vors Haus. Papa und Mama erwarten euch!"
„Vater, Mutter, grüß euch. Schau, das ist unser Auto!"
„Bub, du kannst dir kein Auto leisten!"
„Doch, Vater."
„Radka sag, dass das nicht wahr ist."
„Es stimmt schon. Zdravko hat es gekauft."
„Wir können jetzt mit dem eigenen Auto fahren!"
„Bub, der Vater hat schon recht, ein Auto ist zu teuer."

„Ich verdien' jetzt besser, und Radka auch. Sie putzt seit drei Wochen das Postamt."

„Ja, und alle unsere Nachbarn in der Stadt haben ein Auto!"

„Aha, von dieser Seite weht der Wind. Zdravko, Radka ist dein Untergang."

„Dimitar, jetzt bist du aber still. So redet man nicht über seine Schwiegertochter. Wenn sie es sich leisten können, dürfen sie auch ein Auto haben."

„Wir fahren dann eine Runde. Alle dürfen mitfahren."

„Ich steig' nicht in dieses Auto ein."

„Dimitar, du bist ein alter Sturschädel. Zdravko, zeig uns das Auto einmal genauer. Was ist das für eine Marke?"

„Das ist ein Peugeot!"

„He, Opa, warum weißt du das so genau?"

„Das sieht doch jeder. Bub, was hat der Wagen gekostet?"

„Viertausend Euro, Vater. Die Hälfte ist schon bezahlt."

„Wie alt ist er?"

„Vierzehn Jahre."

„Wie viele Kilometer?"

„Zweihundertdreißigtausend."

„Das geht noch. Aber du hast ihn zu teuer gekauft. Woher kommt er?"

„Aus Österreich."

„Also, Zdravko, dann schauen wir einmal."

„Ja, Vater …"

„Schaut gar nicht so schlecht aus, der Wagen. Die Franzosen bauen gute Autos. Und die Österreicher und die Deutschen sind so dumm und werfen sie weg ab einem gewissen Alter."

„Wegen dem Pickerl, hat der Händler gesagt."

„Ja, ich weiß. Sie haben sich selbst diese Gesetze gemacht."

„So blöd muss man erst einmal sein."

„Der Wohlstand, Bub, bewirkt das. Die Österreicher und die Deutschen sind reich, die können es sich leisten, gute Autos nicht mehr zu verwenden. Sie kaufen sich neue."

Meinungsumschwung

„Wenn ihr euch ganz ruhig verhaltet, dürft ihr herinnen bleiben und dabei sein!"

„Aber schnaufen dürfen wir schon?"

„Aber nur ganz leise. Besser wäre nicht."

Ich warte.

Da! Jetzt ist sie im Anflug, dreht aber wieder ab. Ich habe Zeit, kann warten. Zerschmettern werde ich dich, wenn ich dich erwische! In Stücke hauen, zuletzt zertreten oder – noch besser – ins Feuer werd' ich dich werfen!

Jetzt kommt sie wieder, setzt sich auf den Küchentisch. Ist das nur Zufall, oder ist sie so schlau? Auf dem Tisch werde ich sie nämlich nicht umbringen. Das hab' ich der Frau versprochen. Überall sonst ist es mir gestattet.

Nun wechselt sie die Position, kriecht an einem Tischbein hinunter. Da könnte ich zuschlagen – allerdings ist der Winkel eher ungünstig. Wenn ich sie verfehle und nur erschrecke, könnzte es dann noch lange dauern.

Ich warte!

Sie landet auf der Anrichte. Jetzt wart, gleich hab' ich dich! Ich hole zum Schlag aus – da muss der Bub niesen. Gut, wahrscheinlich kann er nichts dafür – ich schimpfe nicht!

Nun wandert sie auf der Glasscheibe der Kredenz herum.

Wie stark ist so ein Glas? Hält es den Schlag aus? Ich versuch' es besser nicht!

Jetzt setzt sie sich wieder auf den Tisch.

Gut, dass ich Geduld habe – und Zeit.

Auf der Bank kriecht sie nun dahin. Allerdings nicht mehr lange!

„Wir gehen hinaus, Opa", sagt das Mädchen.

Ausgerechnet jetzt!

133

„Also geht halt!"

Beide verlassen die Küche. Draußen hör' ich sie sagen: „Die erwischt der Opa nie!"

Wenn ihr euch da nur nicht täuscht! Denn lange wird es nicht mehr dauern …

❧

Oha, spinne ich? Ich sehe die Fliege plötzlich doppelt! Nein, Herrgott, na, zwei Fliegen sind es jetzt! Wo ist die andere hergekommen? Zuerst ist die ganze Zeit nur eine dagewesen. Ich ahne es: Wie die Kinder bei der Tür hinaus sind, ist die zweite Fliege herein.

Dann werde ich eben beide töten! Allerdings, schwieriger wird es werden – das auf jeden Fall!

Auf dem Herd sitzt nun eine. Der Herd ist kalt. Ich schleiche mich an. Endlich bin ich dort. Aber sie ist weg! Ich hab' Glück. Soeben landet die Zweite. Oder ist es dieselbe? Fliegen schauen einander ja sehr ähnlich!

Auf der Tür der Anrichte kriecht jetzt eine hinauf – eine von den beiden halt.

Ich muss den Schlag waagrecht ausführen, einen Kunstschlag setzen. Und das sofort!

Patsch!

Ich habe sie getroffen. Regungslos liegt sie auf dem Boden. Sehr gut! Aber – verdammtes Luder, die Zweite schwirrt mir um die Nase! Ich hebe die Erschlagene auf und werf' sie ins Feuer. Derzeit brennt allerdings keines – aber ich werde noch eines anzünden! Es wird ein Freudenfeuer sein!

Wo ist die Zweite jetzt?

Dort! Auf dem Überboden kriecht sie dahin.

Das fasziniert mich. Wie ist es möglich, dass eine Fliege umgedreht oben landen und sogar herumkriechen kann? Ich brächte das nicht zusammen. Gilt für Fliegen das Gesetz der

134

Schwerkraft nicht? Gut, eine Fliege ist nicht sehr schwer, ein paar Milligramm wird sie vielleicht wiegen. Warum zieht es sie nicht nach unten, wo doch sonst alles nach unten gezogen wird und von oben nach unten fällt? Für Fliegen und Weltraumfahrer scheint das Gesetz der Schwerelosigkeit zu gelten. Allerdings müssen Astronauten und Kosmonauten ganz hoch hinaufgeschossen werden, damit sie diesen Zustand erreichen. Die Fliegen nützen nur unsere Küche dafür, um dieses Kunststück zu vollbringen. Unsere Küche fliegt aber nicht im Weltraum umher, sondern steht auf dem Boden inmitten unseres Hauses. Oder nicht vielleicht?

Mir wird fast schwindelig. Setzen muss ich mich!

Die Fliege kriecht immer noch oben umher – die Beine oben, Rücken und Arsch nach unten. Kurz überlege ich, den Fliegenklatscher von unten nach oben sausen zu lassen und die Ursache allen Übels am Überboden zu zerquetschen.

Aber soll ich das wirklich tun?

≪≫

Dieses kleine Tier vollbringt das Kunststück, die Schwerkraft auszuhebeln, und ich will es umbringen!

Nein!

Fast schäme ich mich, dies vor einer Minute noch vorgehabt zu haben.

„Kinder!" (Es sind die Enkelkinder.) „Ihr könnt wieder hereinkommen!"

„Dürfen wir auch wieder richtig schnaufen?"

„Ja, das dürft ihr!"

„Hast du die Fliege erwischt?"

„Eine schon. Die andere lass' ich laufen."

„Er hat sie nicht erwischt!", tuscheln sie, und alle drei müssen wir schmunzeln.

135

Zum guten Ende

Feierabend

Langsam senkt sich die Sonne hinter den Rahmkarkopf. Kühe, Kälber und die Ziegen dazwischen grasen friedlich. Die Schweine haben sich zur Ruhe begeben, die Bäuche sind voll. Auch der Senner hat seine Arbeit getan, sitzt zufrieden auf der Bank vor der Hütte. Ein guter Tag neigt sich zu Ende. Gott, ich danke Dir dafür!